狭心症・心筋梗塞治療大全

国家公務員共済組合連合会
立川病院顧問
三田村秀雄　監修

講談社

はじめに

狭心症や心筋梗塞は、心臓に血液を供給する冠動脈が狭くなったり、冠動脈に血栓が詰まったりして、心筋が血液不足になり、心臓の機能が損なわれてしまうという病気です。

狭心症や心筋梗塞が怖いのは、ほとんどがある日突然発作におそわれることです。心筋梗塞では、処置が遅れればそのまま死に至ることもめずらしくありません。実際、心臓疾患は日本人の死亡原因として、がん（悪性新生物）に次ぐ第2位の座を長年占めています。そして、心臓疾患のなかで最も多いのが狭心症や心筋梗塞です。さらに、突然死の原因としては、心筋梗塞などの心疾患がダントツの第1位です。

ところが、これほど怖い病気にもかかわらず、狭心症や心筋梗塞の正しい知識は十分に周知されているとはいいがたい状況にあります。例えば、狭心症には発作止めのニトロさえあれば安心だと思っている人が多いのもその一例です。

また、心筋梗塞になるしくみも正確に理解されているとはいえません。動脈硬化によって血管の中にプラークというこぶ状のかたまりができるのですが、それが血管をふさいでしまうと考えている人が多いようなのです。じつは血管をふさぐのは血栓です。血栓は、プラークが破裂し、その傷を修復しようとする過程でできるもので、いわば体の防御反応の結果です。

狭心症や心筋梗塞について、まず基本の知識を身につけましょう。そうすることで治療や薬の使い方、生活習慣の改善がいかに重要か、理解が深まるはずです。

本書は健康ライブラリー イラスト版『狭心症・心筋梗塞　発作を防いで命を守る』をQ&Aの形に再編集し、まとめ直したものです。新しく登場した薬や治療法など、最新の情報も盛り込んでいます。どこからお読みいただいてもけっこうです。ご関心のある項目から読み進めてください。本書が、読者やそのご家族の心臓を守るためにお役に立てれば幸いです。

国家公務員共済組合連合会
立川病院顧問
三田村 秀雄

名医が答える！　狭心症・心筋梗塞　治療大全　もくじ

1 どんな病気？――原因としくみ

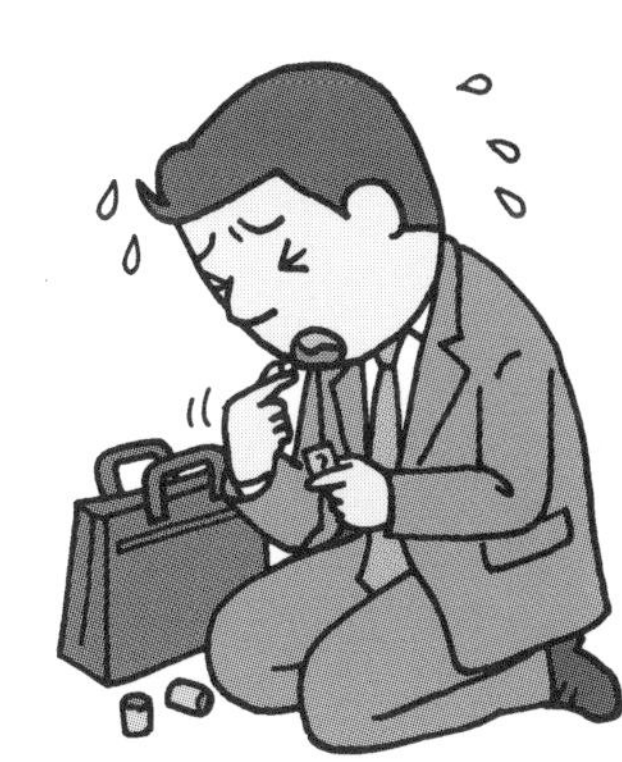

2 心臓はどうなる？
――心筋梗塞が起こると

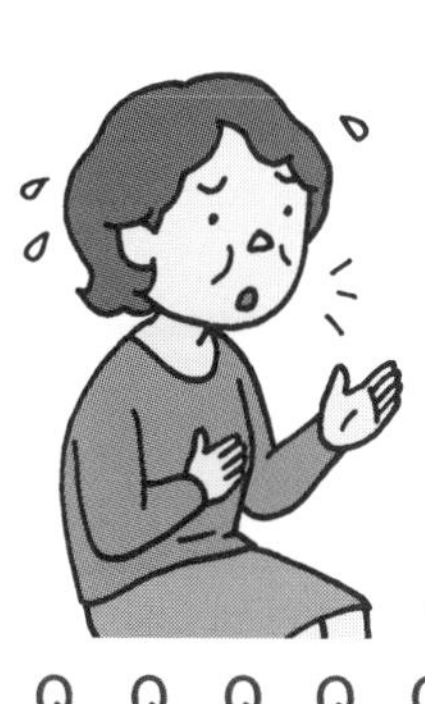
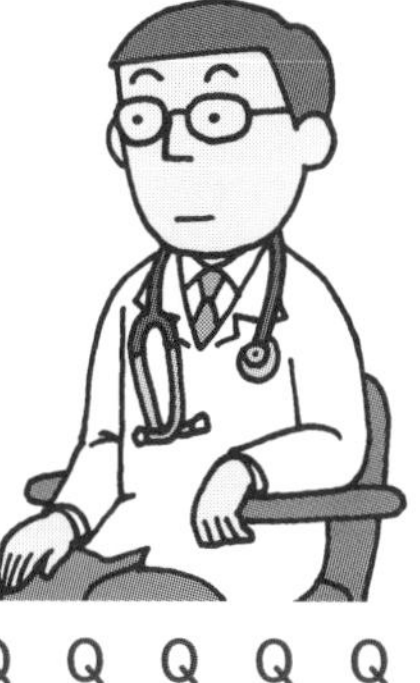

3 薬物療法
――発作を鎮め、予防するために

4 カテーテル治療、バイパス手術
——血流を確保

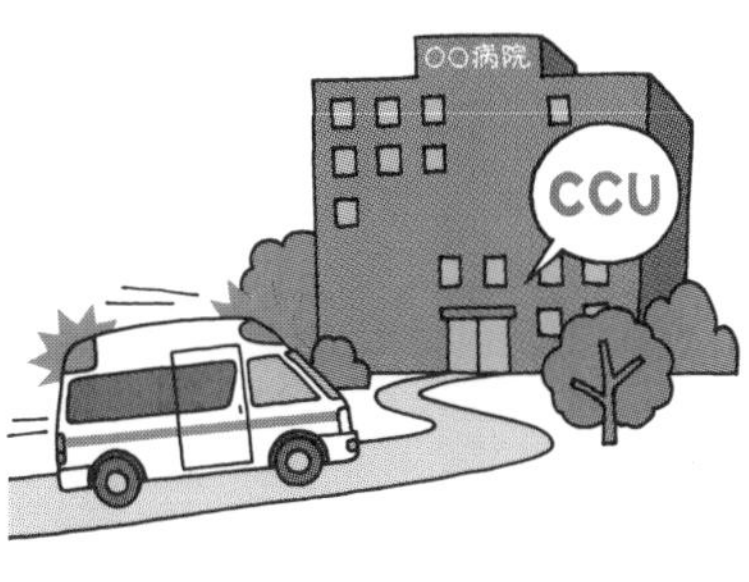

5 生活習慣の改善と自己管理
——生活を見直そう

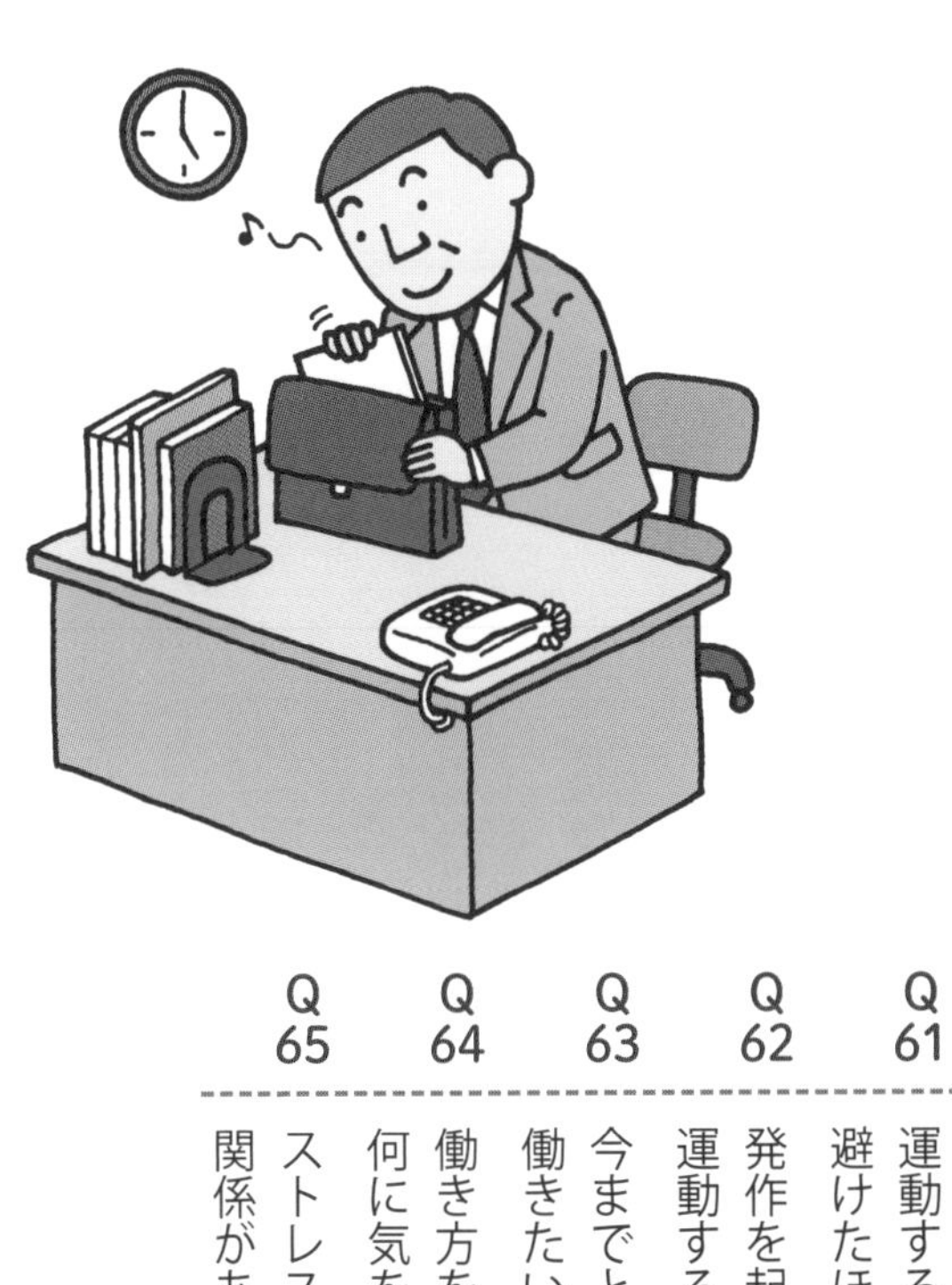

巻頭チェック

狭心症・心筋梗塞のこと、正しく理解している？

狭心症と心筋梗塞は、思い込みや勘違いが多い病気です。まずは、クイズに答えてみましょう。Qの内容が正しいと思ったら○、違うと思ったら×と答えてください。

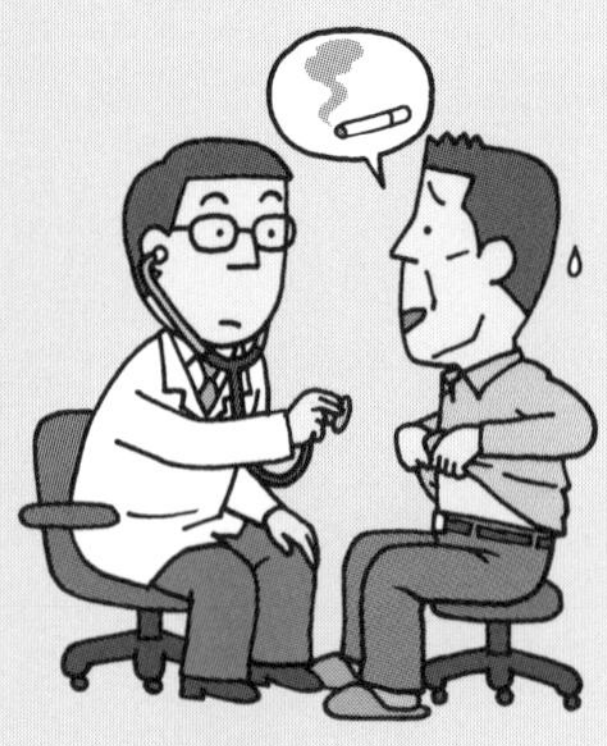

Q1
突然死の原因は、心臓病がダントツ
□

Q2
睡眠不足だと発作が起こりやすい
□

Q3
肥満も喫煙習慣もない人は、狭心症や心筋梗塞にはならない

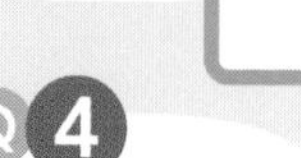

Q4
胸の痛みがない狭心症や心筋梗塞がある
□

Q5
女性に多いタイプの狭心症がある
□

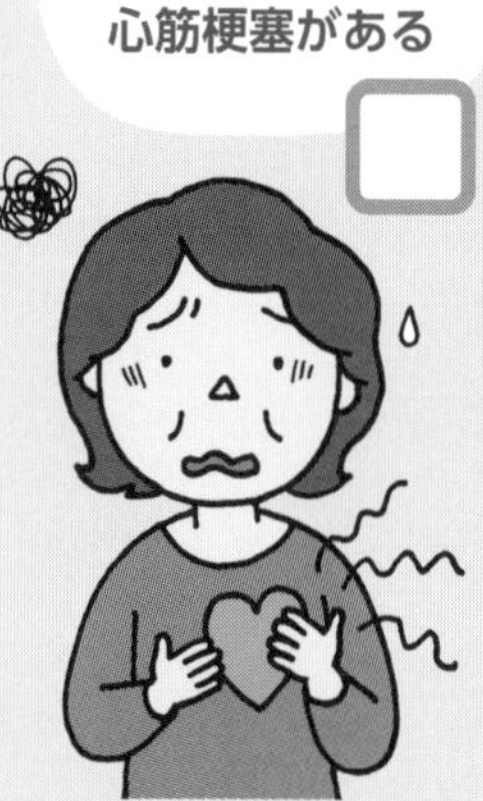

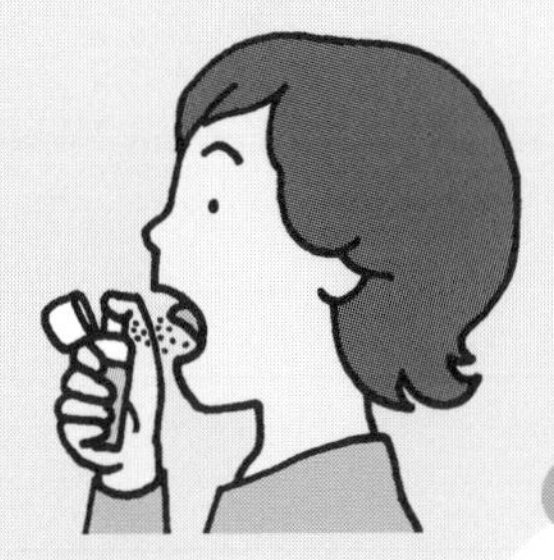

Q6
ニトロは
かみ砕いて
飲み込んでもよい
□

Q7
ニトロの
舌下錠(ぜっかじょう)より
スプレー薬のほうが
早く効く
□

Q8
狭心症なら
手術しなくても
薬だけで治る
□

Q9
カテーテル治療で
ステントを留置すれば
二度と
発作は起こらない
□

Q10
発作を
起こさないように
運動は
全部禁止する
□

解答と解説は 12 〜 14 ページへ

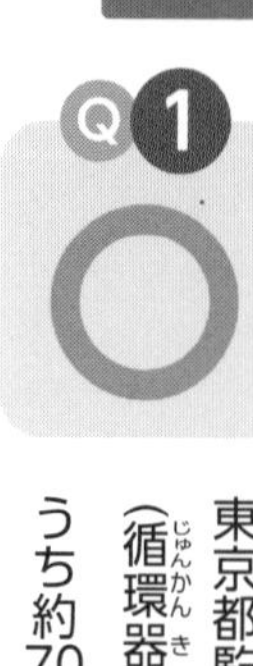

東京都監察医務院のデータによると、突然死の原因で最も多いのは心臓病（循環器疾患）で70パーセントにのぼります。さらに内訳をみると、そのうち約70パーセントが心筋梗塞などの虚血性心疾患です。

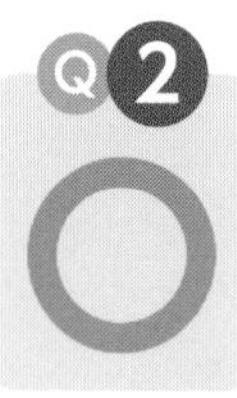

睡眠不足による疲労の蓄積は血圧上昇を招き、発作を起こす原因になります。また、慢性的な睡眠不足は動脈硬化の進行も促します。悪化や再発を防ぐには、十分な睡眠をとるようにしましょう（→P131）。

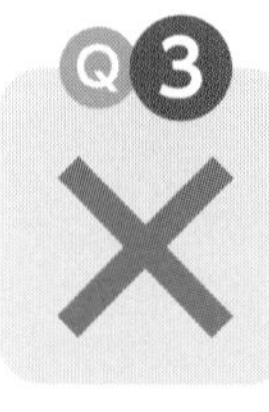

肥満と喫煙は重大な危険因子ですが、狭心症や心筋梗塞は標準体重ややせ型の人、タバコを吸わない人でも発症します（→P136）。糖尿病や脂質異常症なども重要な危険因子です。

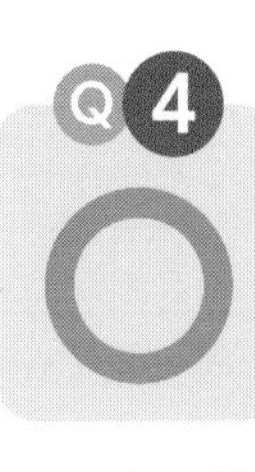

糖尿病の合併症で神経障害があると、狭心症や心筋梗塞の発作が起こっても痛みを感じにくくなっていることがあります。また、高齢者でも老化によって、痛みを感じにくいケースがあります（→P22）。

微小血管狭心症といって、更年期の女性に多くみられる狭心症があります。通常、狭心症では冠動脈という太い血管の異常が原因ですが、このタイプでは心臓の細い血管に異常がみられます（→P44）。

Q6
×

発作時に即効性を高めるため、ニトロの舌下錠をかみ砕いて使用するのはかまいませんが、飲み込んではいけません。舌下錠をかみ砕き、その後で舌の下にふくませ、吸収させるようにします（→P86）。

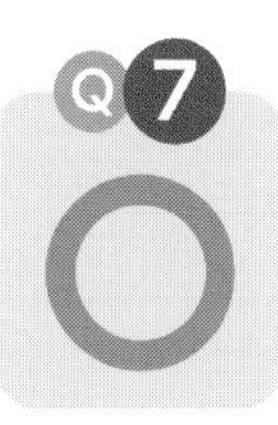

スプレー薬は舌下錠のように溶かしながら吸収させる薬ではないため、やや効き目が早いといえます。口が乾きやすい人や唾液が少ない人は舌下錠だと吸収が悪いので、スプレー薬をすすめられます（→P91）。

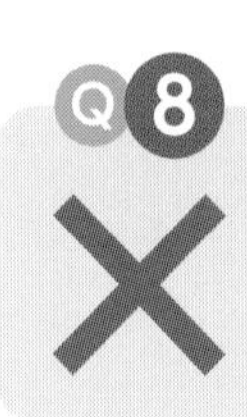

狭心症には心筋梗塞に移行しやすいタイプがあり、薬で発作を抑えるだけでは危険なのでカテーテル治療やバイパス手術が必要です（→P40）。また、動脈硬化が進行して、冠動脈が狭くなってきた場合も同様です。

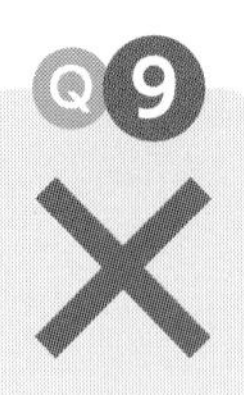

カテーテル治療で、最新型のステントを使って血管を広げておけば、再狭窄の危険度は低くなります。しかし、ほかの血管に新たな狭窄が生じることも少なくないため、定期的な検査が欠かせません（→P110）。

息切れしたり、過度に心臓に負荷をかけたりする運動は避けますが、安静にしすぎるのも心臓の機能を低下させます。医師の指導のもとで適度な運動をするのはよいことです（→P148）。

1

どんな病気？
——原因としくみ

Q1 狭心症の代表的な症状は何ですか？

狭心症は、心臓に血液を供給する血管が狭くなり、心臓の筋肉が血流不足になることで症状が現れます。代表的な症状は次の通りです。

● **胸のまん中あたりが痛む**　胸のまん中からやや左側にかけて強く痛みます。胸がギューッと締めつけられるような圧迫感を伴います。

● **息切れがする**　呼吸が苦しいだけでなく、吐き気がすることもあります。

● **腕や肩にしびれや痛みが出る**　痛みは胸だけとは限りません。人によっては左肩や左腕、あごや奥歯のあたりなどにしびれや痛みが出ることがあります。

経験豊富な医師であれば、こうした症状だけでも診断できるほど特徴的です。発作を起こすと、痛みや苦しさのあまり、冷や汗や脂汗が出ることもあり、ほとんどの人は痛みと息苦しさで動けなくなります。痛みや息苦しさに恐怖を感じるという人もいます。激痛というより重苦しいような痛みの場合もあります。

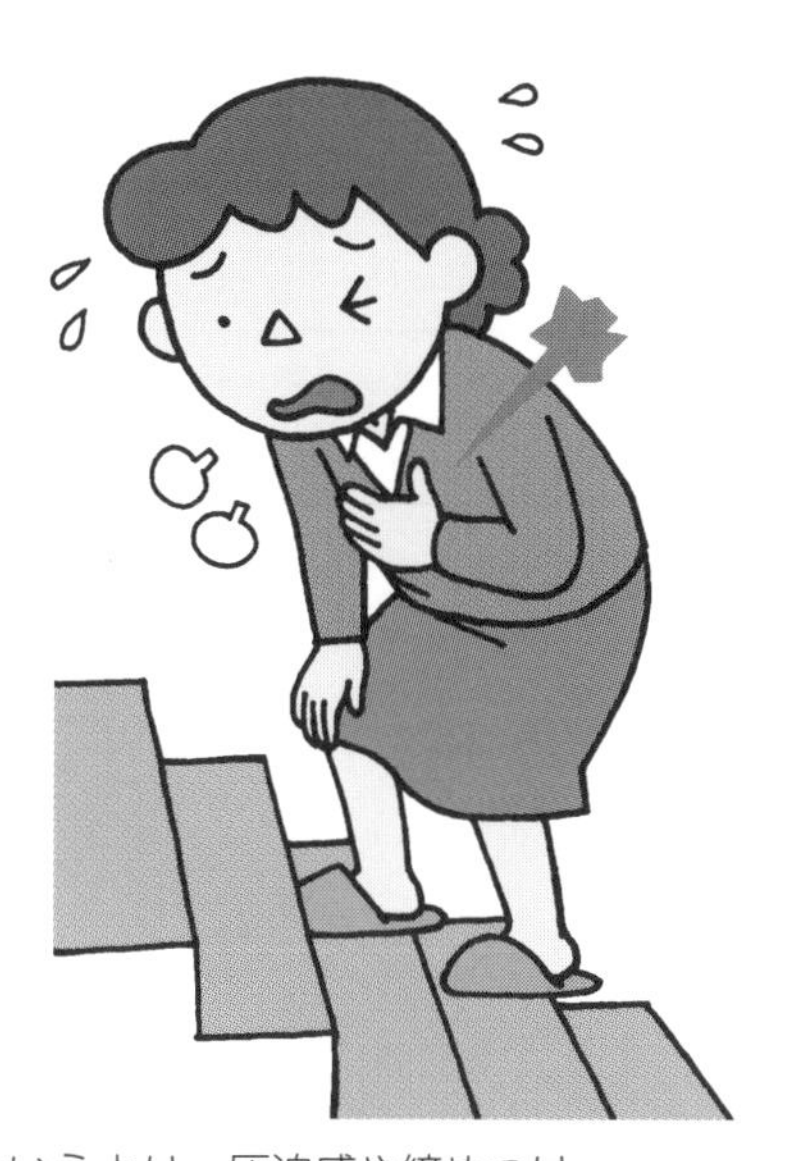

痛みというより、圧迫感や締めつけられる感じが非常に強い

狭心症では、いつもこうした症状が現れているわけではなく、あるとき前ぶれもなく突然胸の痛みや息苦しさなどが起こり、やがて自然と治まります。突然症状が現れて治まることを発作といい、とくに狭心症の発作は「心臓発作」とも呼ばれます。

症状が治まったからといって、安心してはいけません。狭心症は、狭くなった心臓の血管を改善しなければ、発作をくり返します。場合によっては、血管が完全に詰まり、心筋梗塞になるおそれもあります。

心筋梗塞も狭心症と同じような症状が現れますが、狭心症よりも症状が強く（→P20）、医療機関で治療を受けないかぎり症状が何時間も続きます。治療が遅くなると心臓の機能が損なわれるうえ、命の危険もあります。

Q2 胸以外に症状が現れることはありますか？

狭心症や心筋梗塞では、胸に強い痛みが起こるのが一般的ですが、**胸以外の場所に痛みや違和感が出る**こともあります。まさかそれが心臓発作だとは思わないことが多いようです。

胸以外の場所に現れる痛みは、正しくは「放散痛（ほうさんつう）」といいます。その名のとおり、痛みが体のあちこちに散るように現れるのが特徴です。心臓と肩や腕などは、脳に痛みを伝える神経が脊髄（せきずい）内の同じところにあります。そのため、痛みが脳に伝わったとき、**脳が心臓の痛みを肩や腕などの痛みと間違えてしまう**のです。

心臓発作の症状が胸以外の場所に現れる放散痛は、心臓発作と関連があるとはなかなか気づきにくいものばかりです。仕事や家事による疲れだと思い込んで、気に留めない人も多いでしょう。しかし、すでに狭心症と診断されている人は、心臓の発作だと疑ってみるに越したことはありません。

胸が痛くなるとは限らない

狭心症や心筋梗塞では、胸以外の場所にも症状が出るので気づかないことがあります。

奥歯やのどが痛い

むし歯とまぎらわしく、歯科を受診する人もいる。のどの痛みを感じる人もいる

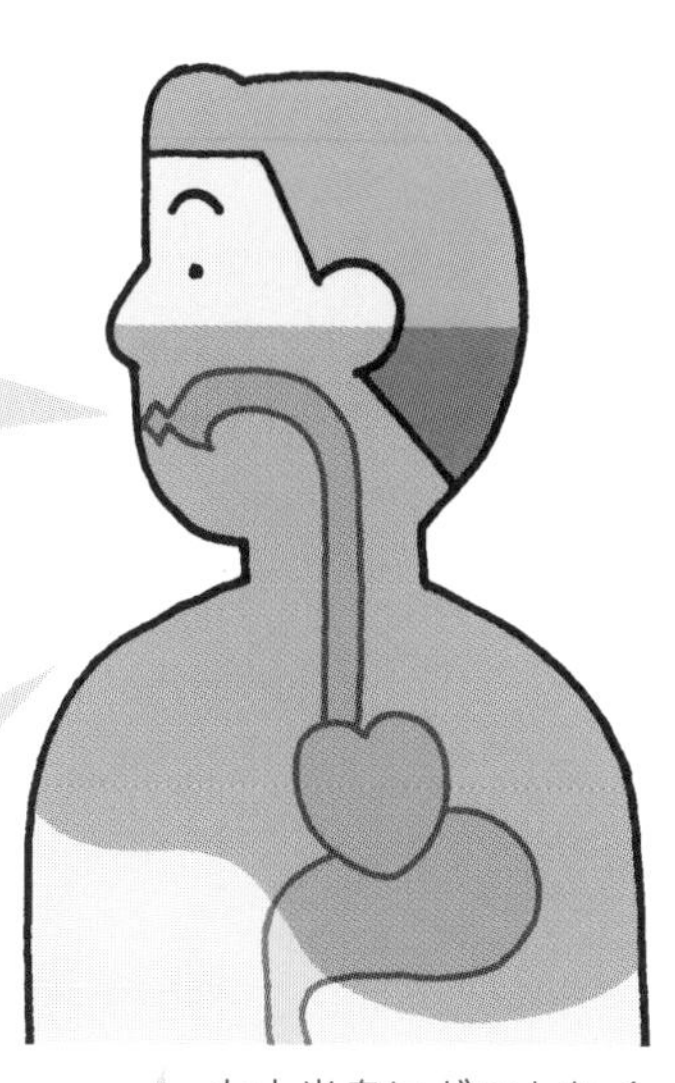

左上半身にどことなく痛みがあるという人も

肩が重い、腕がしびれる

とくに左肩や左腕に症状が出やすい。肩こりをはじめ、関節・筋肉の症状と勘違いしやすい

胃のムカムカ、吐き気

位置的に心臓に近いため、胃の症状とも間違いやすい。ムカムカや吐き気で胃炎や胃潰瘍、逆流性食道炎を疑う人も多い

Q3 狭心症と心筋梗塞の違いは何ですか？

狭心症と心筋梗塞は、発作時に現れる症状は同じです。**2つの大きな違いは、発作の長さ**です。狭心症は、5～15分程度で症状が治まります。一方心筋梗塞は、ひとたび発作が起こったら医療機関で治療を受けないと治まらず、命にかかわります。

また、個人差はありますが、**症状の強さが異なる**ことがあります。心筋梗塞の症状は、左記のように狭心症より強く、これまでに経験したことがないほど激しく、痛みや苦しさでその場で倒れることもあります。

●**激しい胸の痛み**　胸を火箸（ひばし）でえぐられる、胸が押しつぶされそう、などと表現されるほど、強く痛みます。

●**息苦しさや胸の圧迫感**　胸やのどが強く圧迫されたようになり、呼吸が苦しくなります。ひどい場合は呼吸困難を起こします。

そのほか、顔面が蒼白（そうはく）になり、冷や汗や脂汗が出たり、吐き気を伴うこともあります。ひどい場合は意識を失ってしまいます。

一方、狭心症なら安心、というわけではありません。多くの人は、心筋梗塞の前に狭心症を起こします。しかし、必ずしも狭心症から心筋梗塞へと段階的に進むわけではなく、初めての発作がいきなり心筋梗塞という場合もあります。初めて発作を起こしたときは発作を治める薬もなく、発作が治まるまでは狭心症か心筋梗塞かはわからないのです。

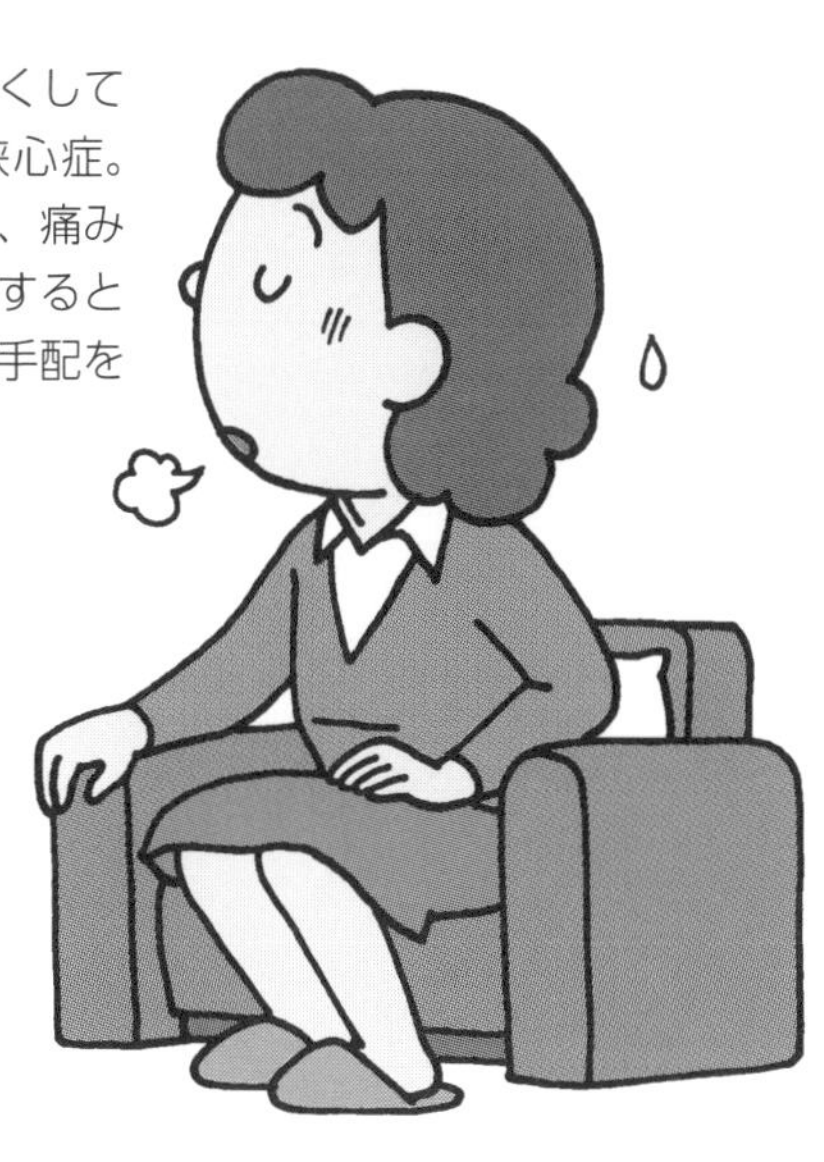

発作がしばらくして治まったら狭心症。長く続いたり、痛みが強かったりするときは救急車の手配を

狭心症の発作と思われる症状があったあとは、症状が治まったからといって様子を見てはいけません。できるだけ早いうちに循環器（じゅんかんき）内科などのある医療機関を受診し、くわしい検査を受けてください。

Q4

発作に気づかないことはありますか？

ほとんどの人は、胸の痛みなどを感じて心臓の異変に気づきます。ところが、狭心症の発作が起こっていても痛みを感じず、見過ごしてしまう人がいます。**とくに高齢者や糖尿病の人によくみられます。**

加齢や病気の影響で神経の働きが衰えると、痛みが伝わりにくくなります。また、もともと痛みに強い人や痛みに鈍い人もいます。40歳以上の男性または50歳以上の女性で、次の危険因子がある人は要注意です。

- **肥満がある**
- **糖尿病がある**
- **高血圧がある**
- **脂質異常症がある**
- **喫煙習慣がある**

これらに2つ以上あてはまる人は、運動負荷心電図検査（→P48）を受けておくと、早期発見につながります。

発作の自覚がなくても、**検査で動脈硬化がある、あるいは冠動脈の狭窄があるなどと言われた人は、放置してはいけません。**いつの間にか狭心症から心筋梗塞へ移行したり、あるいは最初から心筋梗塞の発作にみまわれたりすることもあります。そうなると、心臓突然死という最悪の結果を招きかねません。

なにも症状を感じていなくても、冠動脈の血流が途絶え、心臓が虚血状態（→P28）に陥っていることを「無症候性心筋虚血」といいます。無症候性心筋虚血は、糖尿病のある人や高齢者に多いので、**症状がなくても定期的に心臓の検査を受けておくと安心**です。とくに、糖尿病の人は動脈硬化が進みやすいことを自覚し、主治医の指示に従って、定期的に検査を受けましょう。

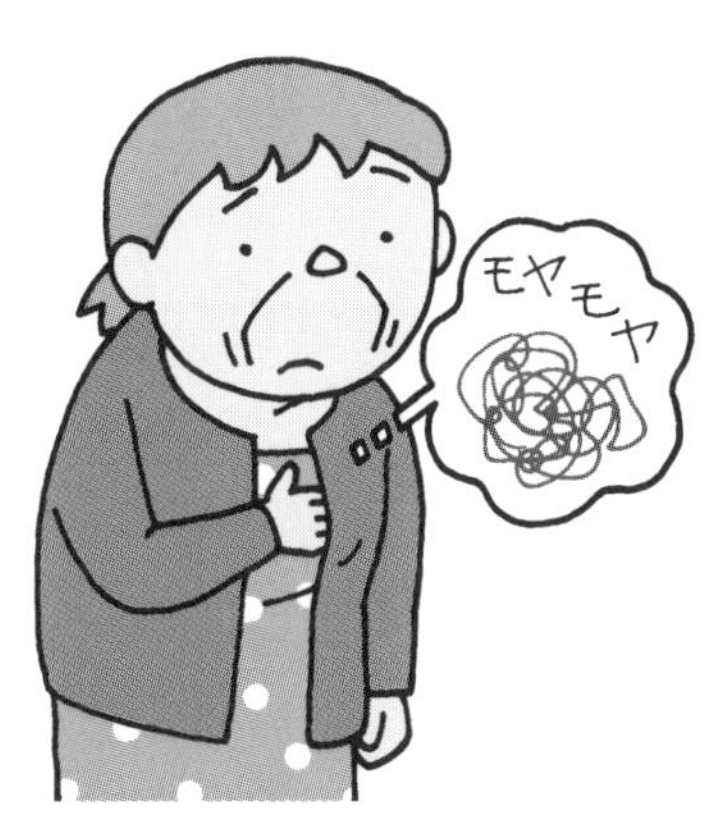

痛みを感じにくいと、発作時に胸のあたりがモヤモヤすると感じることも

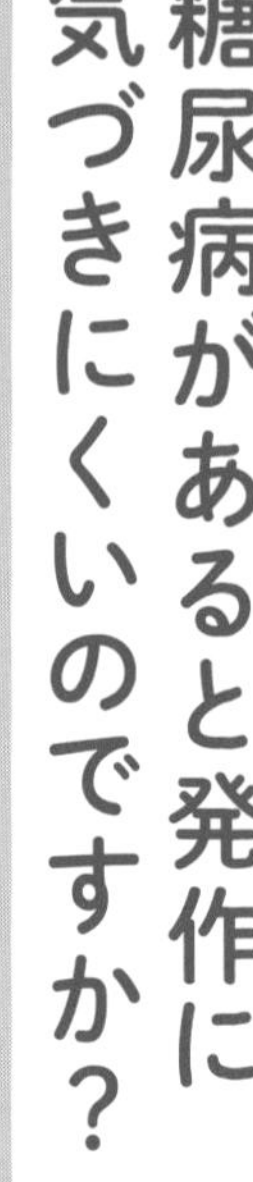

Q5 糖尿病があると発作に気づきにくいのですか？

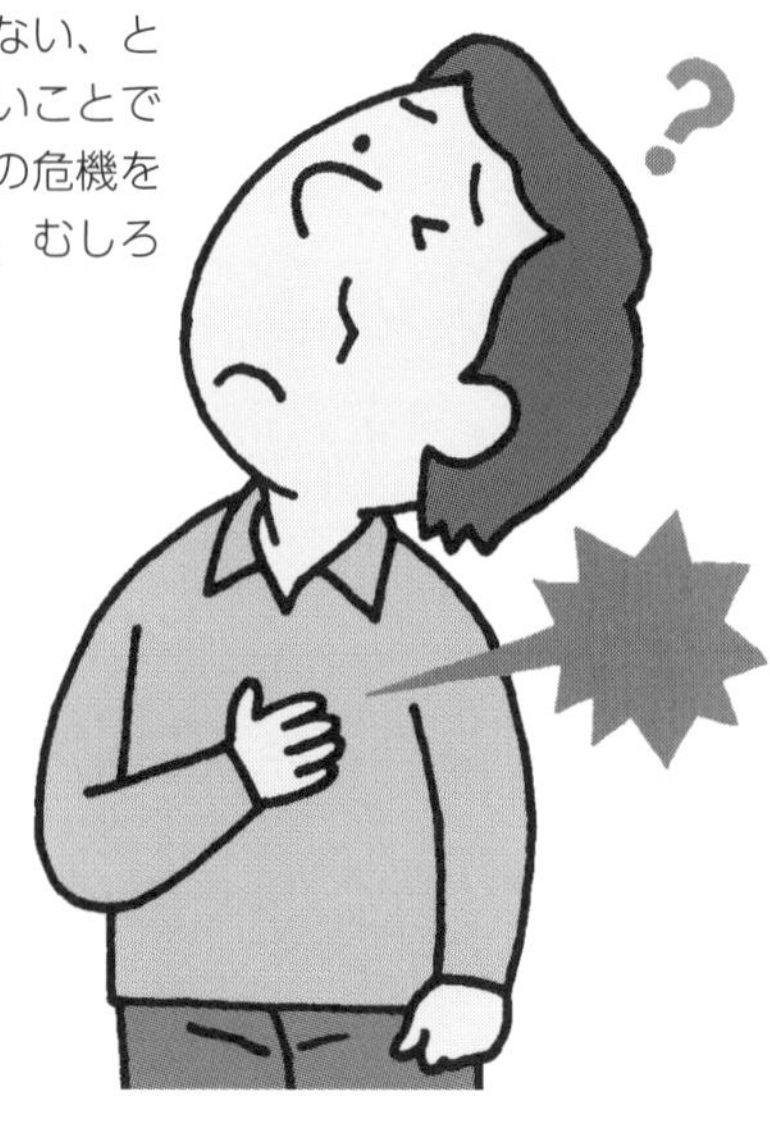

痛みが強くない、というのはよいことではない。命の危機を察知できず、むしろ危険

糖尿病の患者さんには、発作時の強い痛みを感じられない人がいます。**糖尿病が引き起こす合併症の影響**によるものです。

糖尿病を発症して5年以上経過した人に増えてくるのが、「神経障害（しんけいしょうがい）」という合併症です。糖尿病で高血糖が続くことで、全身の神経が障害されて起こる病気です。

神経には、感覚を伝えたり筋肉を動かす指令を伝えたりする役割があります。しかし**神経障害が現れると神経の働きが鈍くなり、痛みなどを感じにくくなります。**そのため、狭心症や発作が起こっても、症状に気づかないことがあるのです。発作時に多少の違和感がある人もいますが、強い痛みではないので、狭心症だと気づかず見過ごしやすくなります。神経障害が進行すると、狭心症が何度起きていても気づかず、心筋梗塞を起こしてもはっきりした症状が現れないこともあります。そのため、**いきなり命にかかわる大きな発作を起こすケースが少なくありません。**

糖尿病の合併症には、神経障害だけでなく、動脈硬化（どうみゃくこうか）もあります。高血糖は全身の血管を傷つけます。血管が傷つくと、そこからLDLコレステロールが侵入して酸化し、動脈硬化が進んでいきます（→P30）。心臓の冠動脈（かんどうみゃく）で動脈硬化が進行すると、血管が狭くなって狭心症や心筋梗塞を招くのです。**糖尿病のある人はとくに狭心症や心筋梗塞を起こしやすく、**海外では、糖尿病のある人の40～50パーセントが心筋梗塞で亡くなっているという調査もあります。*

過去に心筋梗塞を起こしたかどうかも、心電図検査などで見つけることができます。糖尿病のある人は、合併症の心配があるため、定期的に通院して検査を受けているはずです。そのおかげで偶然、狭心症や心筋梗塞を発見できることがあります。

＊日本糖尿病学会編・著『糖尿病治療ガイド2020-2021』文光堂

Q6
狭心症と心筋梗塞は、心臓のどこに異常が起こりますか？

狭心症や心筋梗塞は、心臓の「冠動脈」の異常によって起こります。冠動脈の役割を知ると、発作が起こるしくみも理解できます。

心臓は、心筋という強い筋肉でできています。1分間に60～80回も収縮と拡張をくり返しながら、全身に血液を送り出しています。このように、休みなく働き続ける心臓に酸素と栄養を供給するには、大量の血液が必要です。心臓は、自分の心筋にも血液を送らないといけないわけです。

心筋に血液を供給しているのが冠動脈です。心臓の表面を冠のように覆っていることから名づけられました。狭心症や心筋梗塞は、**冠動脈が狭くなったり、詰まったりして血液の流れが滞ることが原因**で起こります。この状態を「**虚血**（→P28）」といい、狭心症や心筋梗塞は「虚血性心疾患」と呼ばれています。冠動脈の重要性からみて、それがどれほど危険な状態なのか理解できるでしょう。

冠動脈の位置

冠動脈は、大動脈のつけ根から左右に１本ずつ出て、心臓の表面を走っています。

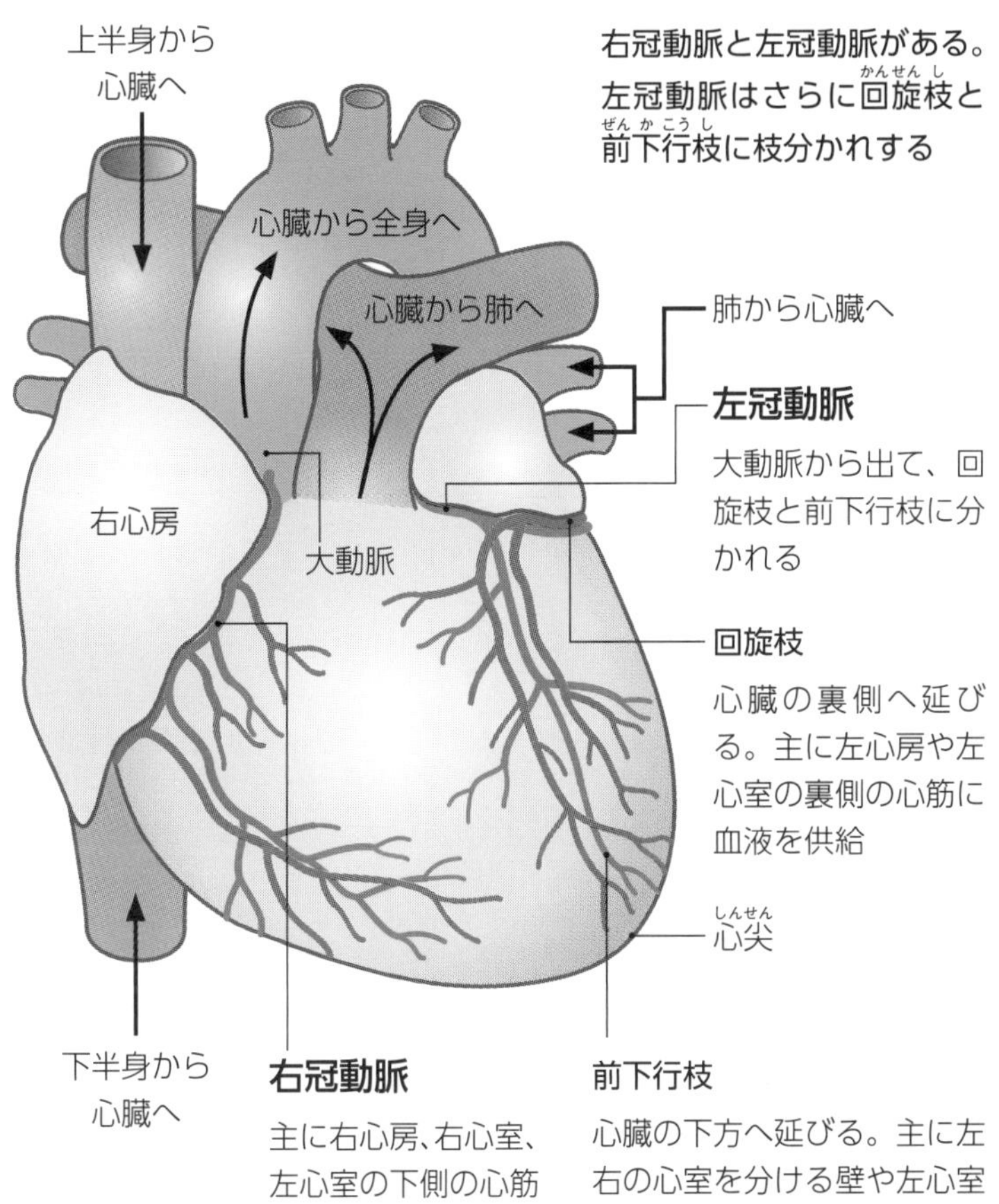

Q7

発作はなぜ起こるのですか?

狭心症と心筋梗塞は、**冠動脈の血流が不足したり、一時的あるいは完全に途絶えたりする「虚血」状態になることで起こります。**一部が狭くなって血流が悪くなると狭心症に、完全に詰まって血流が途絶えると心筋梗塞になります。**血流が悪くなる原因は、冠動脈の一部が狭くなること**です。これを「**狭窄**」といいます。

血液には、全身の細胞に酸素などを送る役割があります。狭窄によって血流が不足すると、その先に必要な酸素が届かず、心臓の「心筋」が酸素不足に陥って発作が起こります。狭窄による心筋への血流不足は、心筋が多くの酸素を必要とするときに、より顕著になります。とくに運動時は、心拍数が増加すると必要な酸素も増えるので、虚血になりやすいのです。これが労作性狭心症(→P36)のしくみです。

発作時は心筋の収縮が弱まり、心臓のポンプとしての機能にも支障をきたしてしまいます。発作時の痛みや息苦しさは、心筋からのSOSサインなのです。

冠動脈の一部が狭くなる

狭心症や心筋梗塞の発作は、冠動脈の動脈硬化やけいれんが原因です。

▼正常な血流

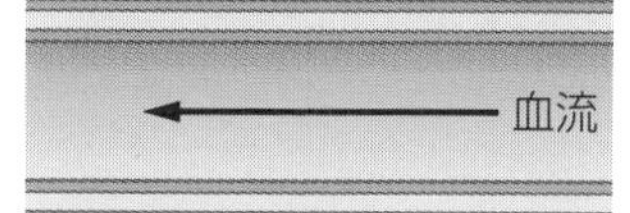

冠動脈の血管内腔（血液の通り道）が正常な状態に保たれており、スムーズに血液が流れる

▼徐々に狭くなる

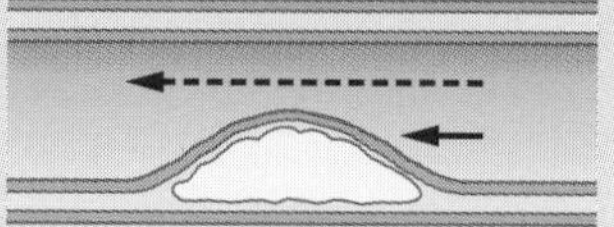

冠動脈に動脈硬化があって血管内腔が部分的に狭くなると、その先に血液が流れにくくなる

または

▼けいれんして狭くなる

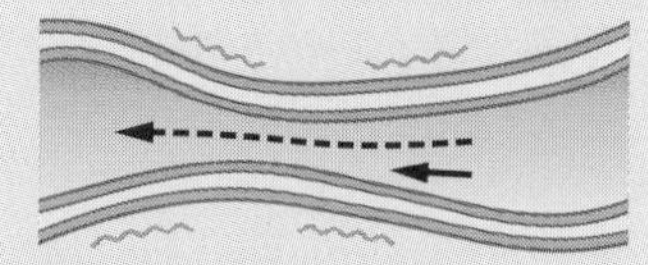

冠動脈がけいれんを起こすと、部分的に血管内腔が狭くなり、血流が悪化する

狭心症

▼完全に詰まる

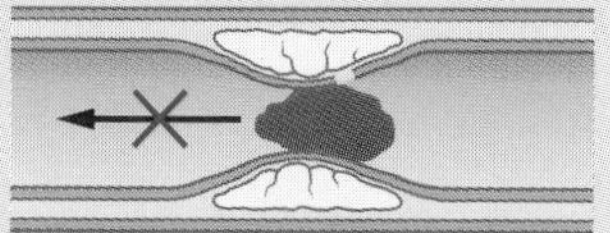

冠動脈が完全にふさがれ、血流が途絶えると心筋梗塞になる。血流が途絶えたままだと心筋が壊死し、心臓のポンプ機能も損なわれる

心筋梗塞

Q8 冠動脈が狭くなる原因は何ですか？

冠動脈が狭くなる**主な原因は、動脈硬化と冠動脈のけいれん**です。

● 動脈硬化　動脈硬化とは、血管が硬くなり、弾力性やしなやかさが失われた状態になることで、いわば血管の老化です。加齢とともにだれにでも起こる可能性があり、全身の血管で進みます。動脈硬化にはいくつかの種類があり、なかでも**狭心症と心筋梗塞につながりやすいのが、「アテローム性動脈硬化」**です。

▼アテローム性動脈硬化の進み方

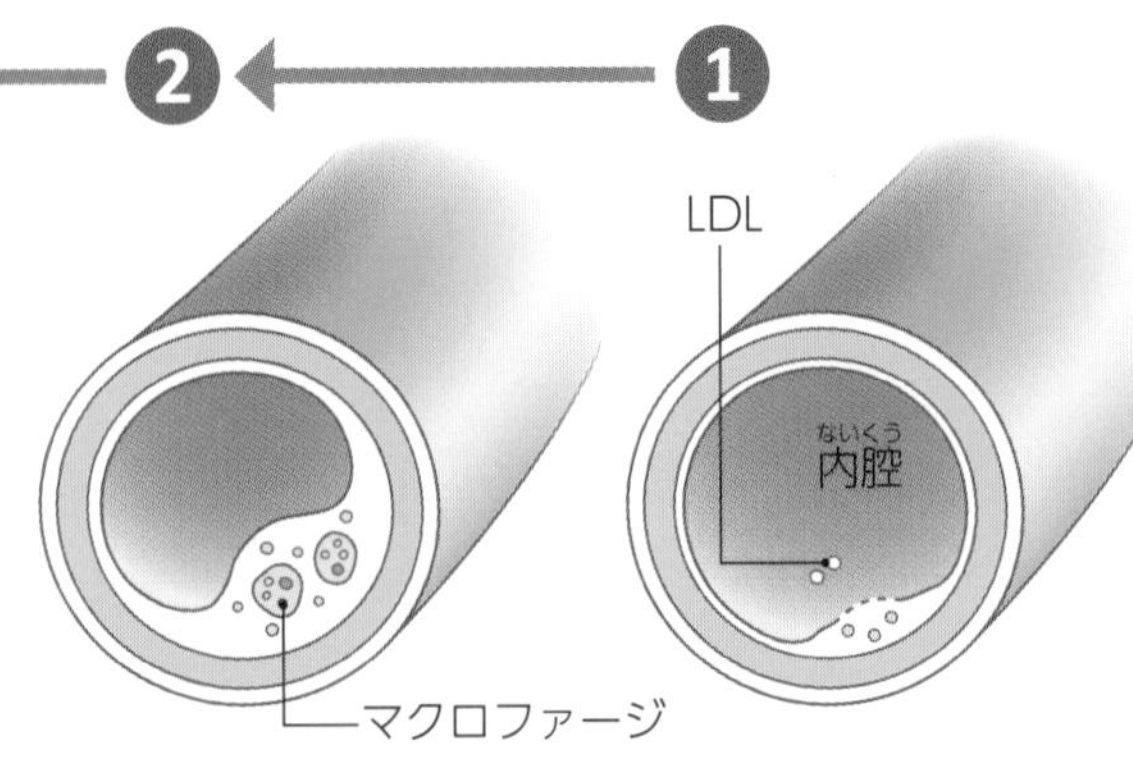

1 何らかの原因で血管の内膜が傷つく。LDLコレステロールが傷から侵入し、血管内で酸化する

2 免疫細胞のマクロファージがLDLコレステロールを取り込み、血管壁にたまる（アテローム）

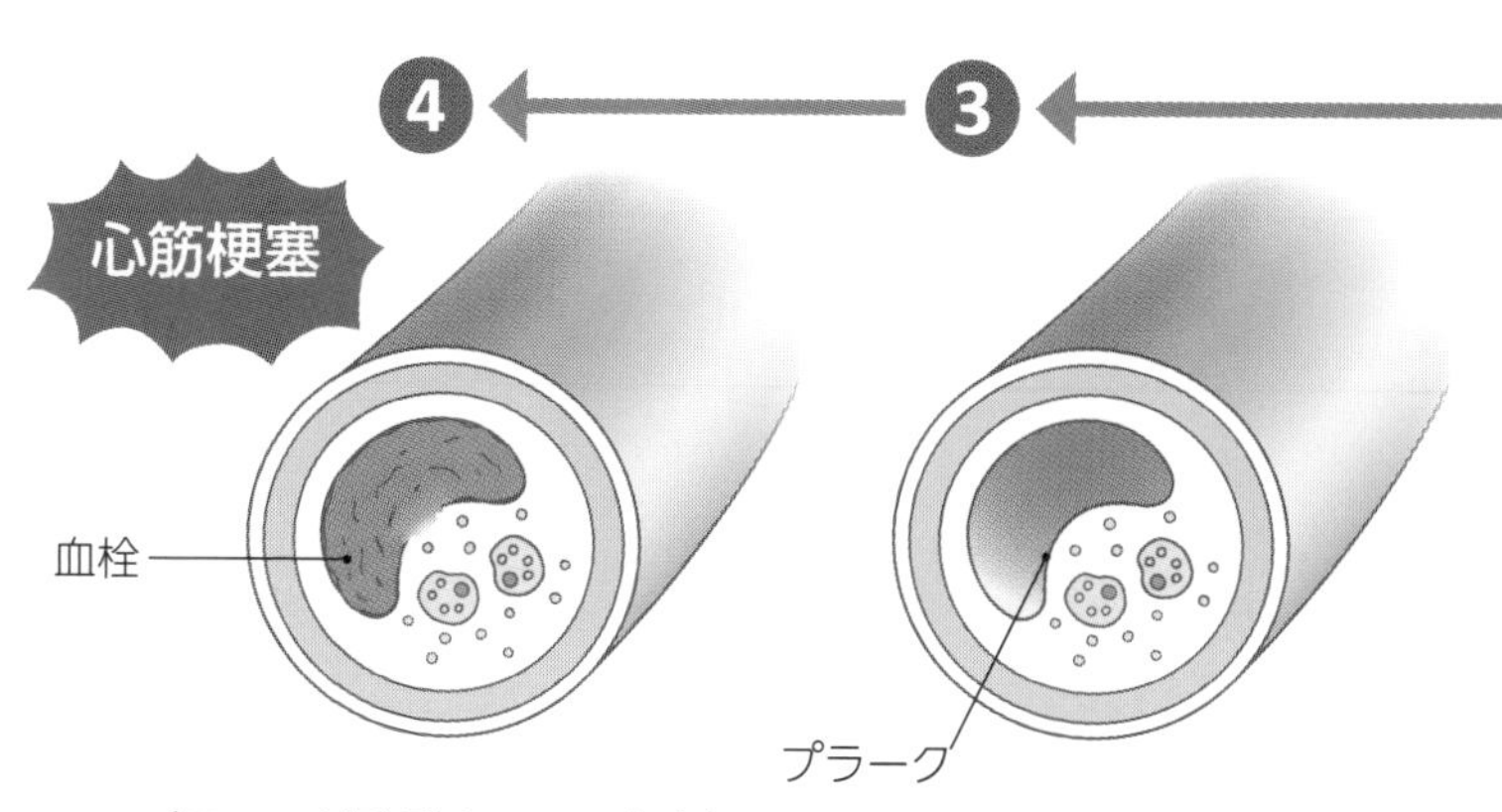

プラークが破裂すると、血小板などが集まって血栓（けっせん）になる。血栓が大きくなると内腔を完全にふさぎ、心筋梗塞が起こる

内側に向かってこぶ状になったものがプラーク。プラークは大きくなって血管壁もふくらみ、内腔が狭くなる

メタボリック症候群（メタボ↓P134）や高血圧などの生活習慣病があると、血管の内膜が傷つき、こぶ状の「**プラーク**」ができます。**プラークによって血管壁が徐々に厚くなり、内腔（血液の通り道）が狭くなります。**プラークの中は、しばしば粥のようにドロドロしているので「**粥腫（じゅくしゅ）（アテローム）**」とも呼ばれます。動脈に粥腫が散在するものをアテローム性動脈硬化といいます。

アテローム性動脈硬化は、メタボや生活習慣病、肥満のある人に多く、これらがない人よりも悪化しやすいことがわかっています。

●冠動脈のけいれん　動脈硬化のほかに、冠動脈が一時的にけいれんを起こして狭くなることもあります。けいれんのことを**「れん縮」**ともいうため、冠動脈のけいれんによる狭心症を「冠れん縮性狭心症」と呼ぶことがあります。また、冠動脈のけいれんは**「スパズム」**ともいいます。**けいれんを起こすと、冠動脈が部分的にギュッと狭くなるのです。**

　けいれんが起こる原因は、まだわかっていません。冠動脈のけいれんが起こる人には、アテローム性動脈硬化があまりみられないため、動脈硬化とは別の影響だと考えられています。喫煙している人や不眠のある人などに多くみられるため、**喫煙や不眠、大量の飲酒、ストレス、寒さなどで自律神経が乱れることが関係しているのではないか**と考えられています。

　冠動脈のけいれんは、起こりやすい時間帯が決まっています。**深夜や早朝など、就寝中や安静にしているときに発作が起こり、発生する時刻も大体決まっています。**深夜から早朝にかけての時間帯は、自律神経が休息モードの副交感神経から活動モードの交感神経へと替わるため、その影響で起こりやすくなるとも考えられています。逆に、体を動かしているときには、あまり起こりません。

▼冠動脈のけいれんのしかた

ふだんは

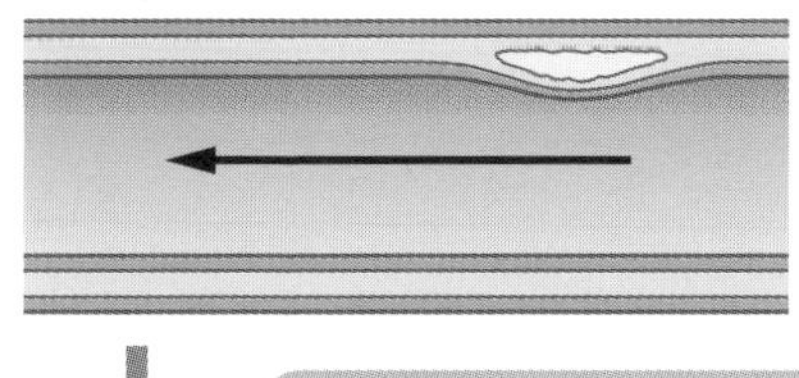

だれでも加齢に伴い、冠動脈の動脈硬化が多少はあるもの。しかし、ふだんは血流が十分あり、狭窄（きょうさく）はない

- 喫煙
- 不眠
- 寒さ
- 大量飲酒　など

自律神経の働きが乱れて、けいれんが起こると考えられている。乱れの原因とされるのは左記のとおり

自律神経の乱れ

けいれんが起こる

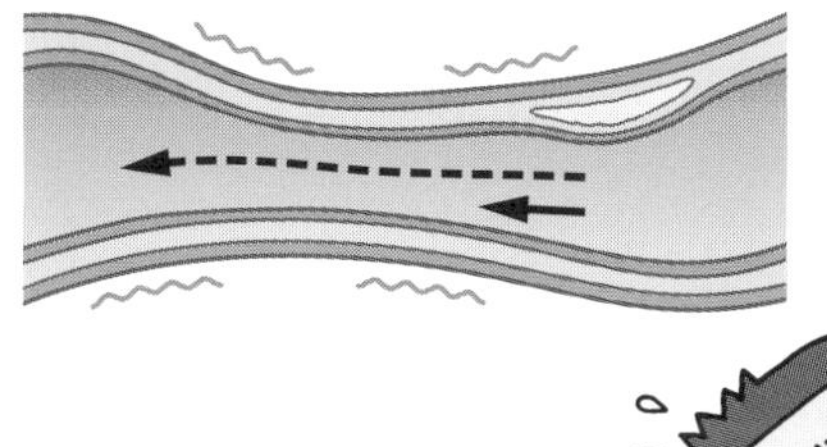

夜中や明け方に起こることが多く、時刻もだいたい決まっている

けいれんによって、血管が部分的に狭くなる。血流が低下し、発作が起こる。けいれんは一時的で、自然に治まることが多い

Q9 狭心症には、いくつかのタイプがあるのですか？

狭心症には3つの分類方法があり、それぞれに合わせて治療法が決まります。

❶ **発作のきっかけによる分け方** 体を動かしているときに発作が起こる「労作性狭心症」と、寝ているときや座っているときに発作が起こる「安静時狭心症」があります。

❷ **血流低下の原因による分け方** 発作は、心臓に酸素や栄養を送る血管である「冠動脈」が狭くなって起こります。冠動脈が狭くなる原因で分類する方法があります。動脈硬化が主な原因になる「器質性（動脈硬化性）狭心症」と、血管のけいれんが原因になる「冠れん縮性狭心症」です。

❸ **進行のしかたによる分け方** 狭心症は、やがて心筋梗塞に移行する可能性があります。心筋梗塞を起こす危険の高さによって、「安定狭心症」と「不安定狭心症」に分けられます。

狭心症の分け方

狭心症は、起こり方や原因といった、3つの点からタイプが分けられます。

❶ 発作のきっかけ

❷ 血流低下の原因	労作性	安静時
器質性（動脈硬化性）	労作性は運動時など決まったきっかけで発作が起こるタイプ。原因は動脈硬化が多い	運動時だけでなく、安静時にも発作が起こるようになったもの。不安定狭心症と同じ
冠れん縮性	冠動脈がけいれんするタイプを冠れん縮性という。運動時に起こることも、まれにある	冠れん縮性狭心症は、早朝安静時に起こることが多い。異型狭心症ともよばれる

冠動脈のけいれんが治まらなければ心筋梗塞になるが、あまり多くない

❸ 進行のしかた

安定 → 不安定 → 心筋梗塞

安定狭心症は安定労作性狭心症のことで、動脈硬化が主な原因。動脈硬化の一部が破れ、血栓ができて安静時にも発作が起こる場合は不安定狭心症となり、心筋梗塞を起こす可能性が高い

Q10 労作性狭心症とは何ですか?

▼ケース1　通勤途中の駅の階段で苦しくなったAさん

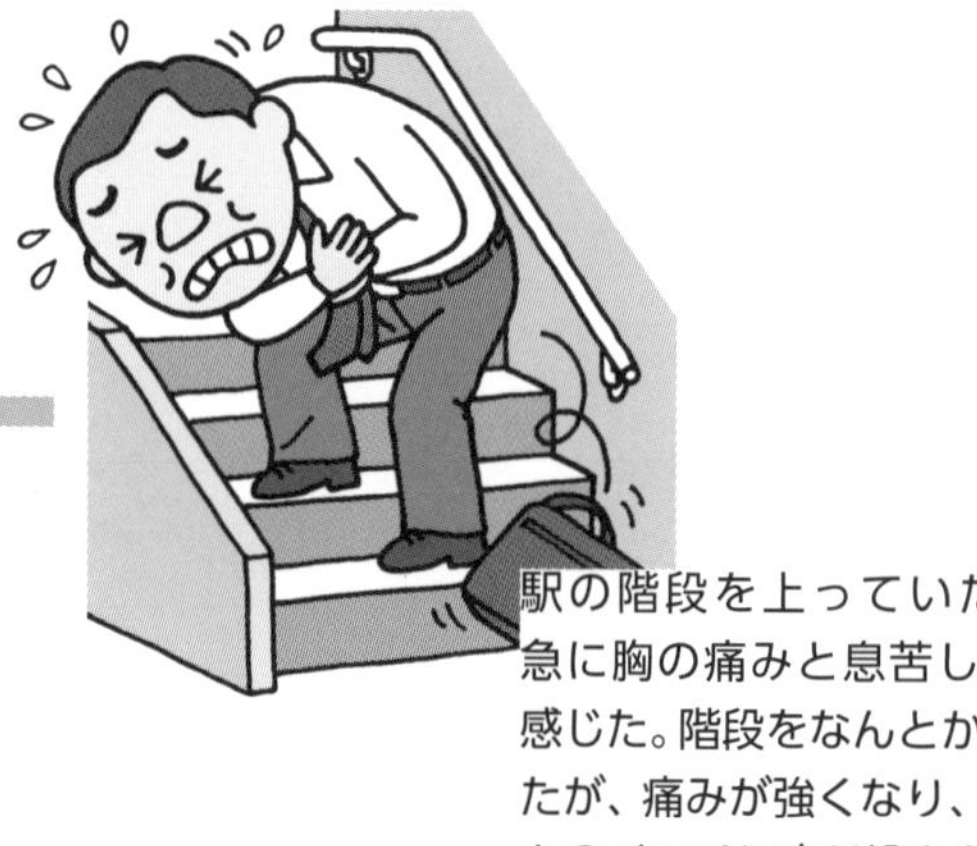

駅の階段を上っていたら、急に胸の痛みと息苦しさを感じた。階段をなんとか上ったが、痛みが強くなり、ホームのベンチに座り込んだ

走ったり、重いものを持ったりしたときに発作が出るタイプは、「**労作性狭心症**」とよばれています。

運動時は、筋肉などに通常よりたくさんの酸素が必要となり、心臓は拍動の回数を増やして対処します。そのときには、心臓の細胞も通常以上の酸素が必要になります。

心臓は、「冠動脈（→P27）」という太い血管に冠のように覆われ、冠動脈から心臓の細胞へ血液が供給され、血

Aさん　プロフィール

- 55歳　男性
  サラリーマン
- 高血圧と高血糖がある。やや太りぎみ
- 降圧薬を服用。高血糖は食事療法を指導されたが、食べすぎることも
- お酒を飲みすぎることが多い。タバコは吸わない

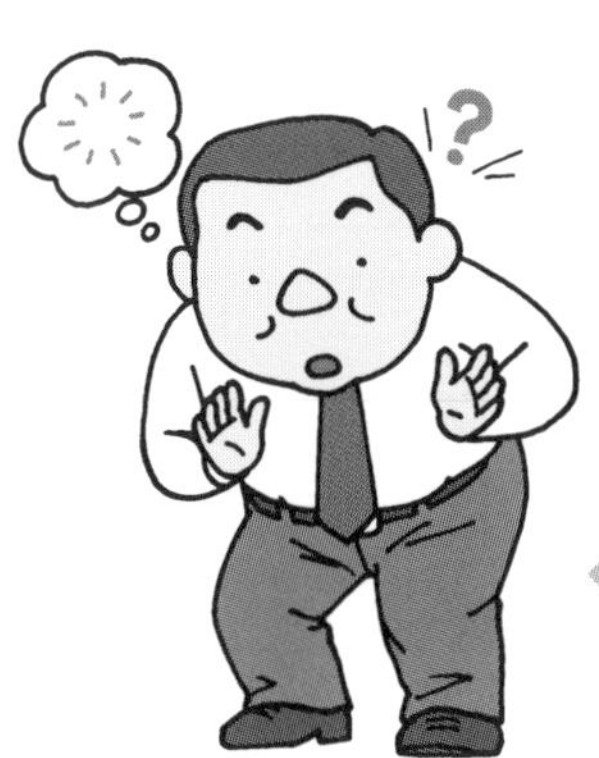

しばらく休んだところ、胸の痛みと息苦しさは治まった。心配になり、その後かかりつけ医を受診した

液中から多くの酸素や栄養を得ています。しかし、冠動脈が動脈硬化（どうみゃくこうか）によって狭くなっていると、血液が流れにくくなります。寝ているときや座っているときは、十分な血流があり酸素不足にはなりませんが、**体を動かしてたくさんの酸素が必要になると血流が不足し、心臓が酸素不足になって狭心症の症状が現れる**のです。

労作性狭心症は、毎朝駅の階段で起こるなど、パターンが決まっているときは「安定（労作性）狭心症」ともよばれます。**発作の引き金が明確なことが多いので、発作の予防もしやすい**といえます。

Q11 安静時狭心症とは何ですか？

▼ケース2　早朝、胸の痛みにみまわれたBさん

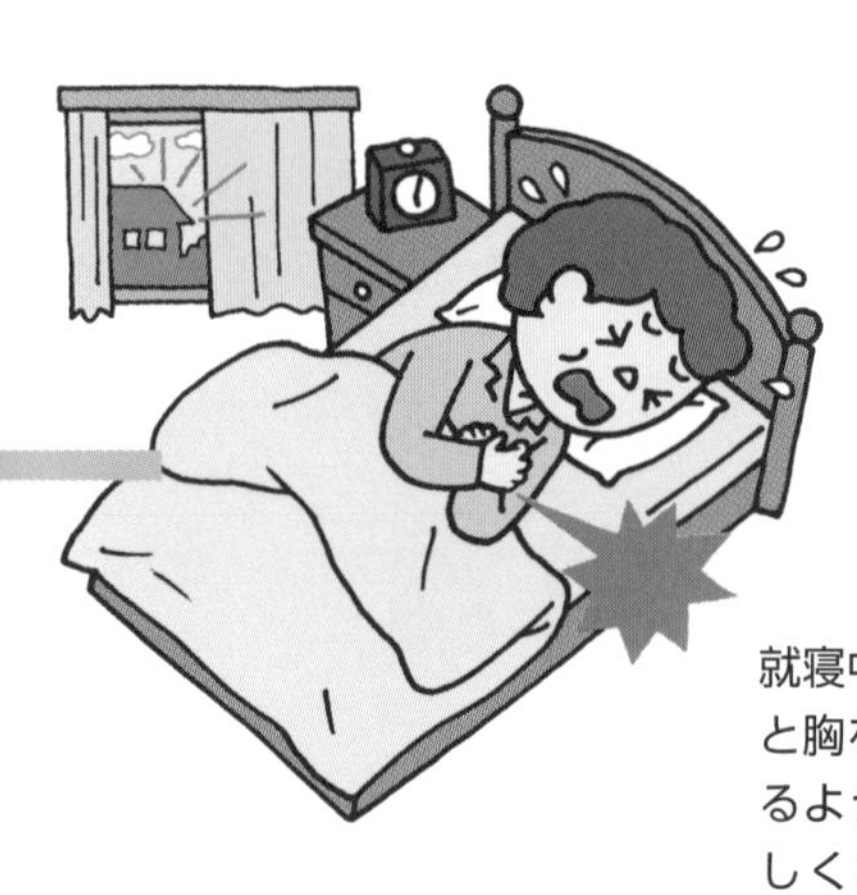

就寝中に、ギューッと胸を強く圧迫されるような感じで息苦しくなった。15分ほどで治まった

安静時に発作が起こるタイプは「**安静時狭心症**」で、2種類あります。

主に寝ているときに発作が起こるものを、労作性と区別して「異型狭心症」とよびます。**発作は早朝の3時や4時といった決まった時刻に起こりやすく、**発作を数回経験すると発生時間帯がわかってきます。**発作の持続時間は、労作性よりも長い傾向**があります。

異型狭心症は、なんらかの原因で心臓に栄養や酸素を送る「冠動脈」がけ

Bさん　プロフィール

- 58歳　女性　自営業
- 体型は標準。血圧も血糖値もほぼ基準値
- お酒は週に3～4回、缶ビール2本程度飲む。タバコは吸わない
- 大きな病気をしたことはないが、最近仕事上のストレスが増えていた

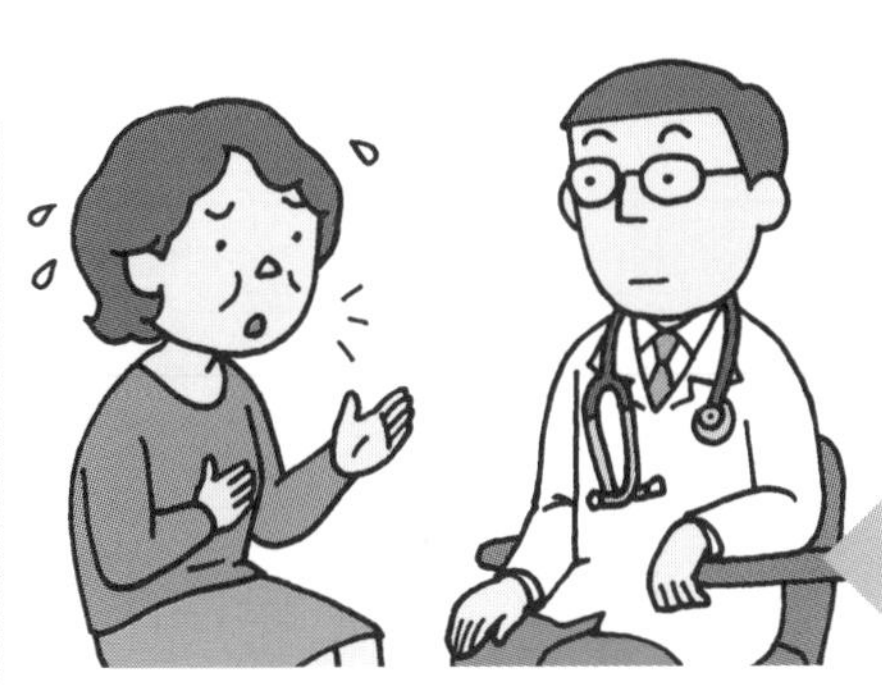

その後、かかりつけ医を受診。医師に狭心症が疑われるといわれ、紹介状をもらって循環器科を受診することに

いれんを起こして発生します。このけいれんを「冠れん縮（スパズム→P32）」といい、異型狭心症を冠れん縮性狭心症と呼ぶのが一般的です。スパズムを起こすと、冠動脈の血流が悪くなって発作につながるといわれます。

スパズムは、**動脈硬化があまり進んでいない人に多い**ことがわかっています。昼間は運動してもなんともないのに朝4時頃にときどき痛みで目がさめる、という場合に、スパズムを疑います。

もう一つの安静時狭心症（→P40）は、夜間に限らず、同じパターンをくり返すわけでもありません。それこそが怖い狭心症といえます。

Q12 不安定狭心症とは何ですか？

狭心症は心筋梗塞に移行しやすいかどうかによって、「安定狭心症」と「不安定狭心症」に分けられます。**心筋梗塞に移行しやすいタイプは、不安定狭心症**です。不安定狭心症から心筋梗塞に移行する人の割合は、心筋梗塞全体の約30パーセントといわれています。不安定狭心症や心筋梗塞になりそうなときは、サインが現れます。次の項目に1つでもあてはまるときは、不安定狭心症が疑われます。

- **以前よりも発作の回数が増えた**
- **軽めの運動や動作でも発作が起こるようになった**
- **話をしているような安静時（あんせいじ）でも発作が起こるようになった**
- **以前よりも発作のときの胸の痛みや息苦しさが強くなった**
- **発作が起きたときの痛みがなかなか治まらなくなってきた**
- **発作を鎮める薬の効きが悪くなってきた**

つまり、安静時狭心症は冠(かん)れん縮性(しゅくせい)狭心症とは限らず、不安定狭心症かもしれない、と最初は疑ってみる必要があるということです。こうしたサインがある場合は放っておかず、その日のうちに病院で検査を受けてください。心電図検査やCTなどの画像検査を受けることで、心臓を調べることができます。不安定狭心症と判断されたら、心筋梗塞を防ぐために入院して治療を受ける必要があります（↓P78）。

また、次の危険因子があると、不安定狭心症になりやすいことがわかっています。

- **家族に狭心症や心筋梗塞を起こした人がいる**
- **高齢**
- **男性**
- **脂質異常症や高血圧、糖尿病といった生活習慣病が1つでもある**
- **ヘビースモーカー**

生活習慣病と喫煙習慣は、自分の努力で減らせる危険因子です。自己管理をして、危険因子をなくすようにしましょう。

発作が安静時にも起こるようになったら要注意

Q13 なぜ不安定狭心症は、心筋梗塞になりやすいのですか？

心筋梗塞になりやすいタイプを、不安定狭心症といいます（↓P40）。以前は、冠動脈の動脈硬化が進み、徐々に血管内腔（血液の通り道）が狭くなって、まず安定狭心症が起こるとされていました。ところが、もともとの**血管が狭くなくても不安定狭心症や急性心筋梗塞を起こすこと、そしてそのほうが多い**ことがわかってきたのです。

こうした不安定狭心症と急性心筋梗塞を「**急性冠症候群**（**ACS**）」といいます。その**原因とされるのが、「不安定プラーク」**。不安定プラークは血管壁に脂質がたまった、おかゆのようなものです。安定狭心症などでみられるプラークと違って、**不安定プラークは膜が薄いため、非常にもろく破裂しやすい性質があり、何らかのきっかけで突然破裂して血栓をつくり、不安定狭心症や急性心筋梗塞を起こす**ことがあります。

破裂は運動時でも安静時でも起こることがあるのでやっかいです。画像検査などで冠動脈を調べることができますが、プラークが小さくても油断できないのです。

危険な動脈硬化

急性冠症候群は、冠動脈（かんどうみゃく）にできた不安定プラークが突然破裂することで起こります。

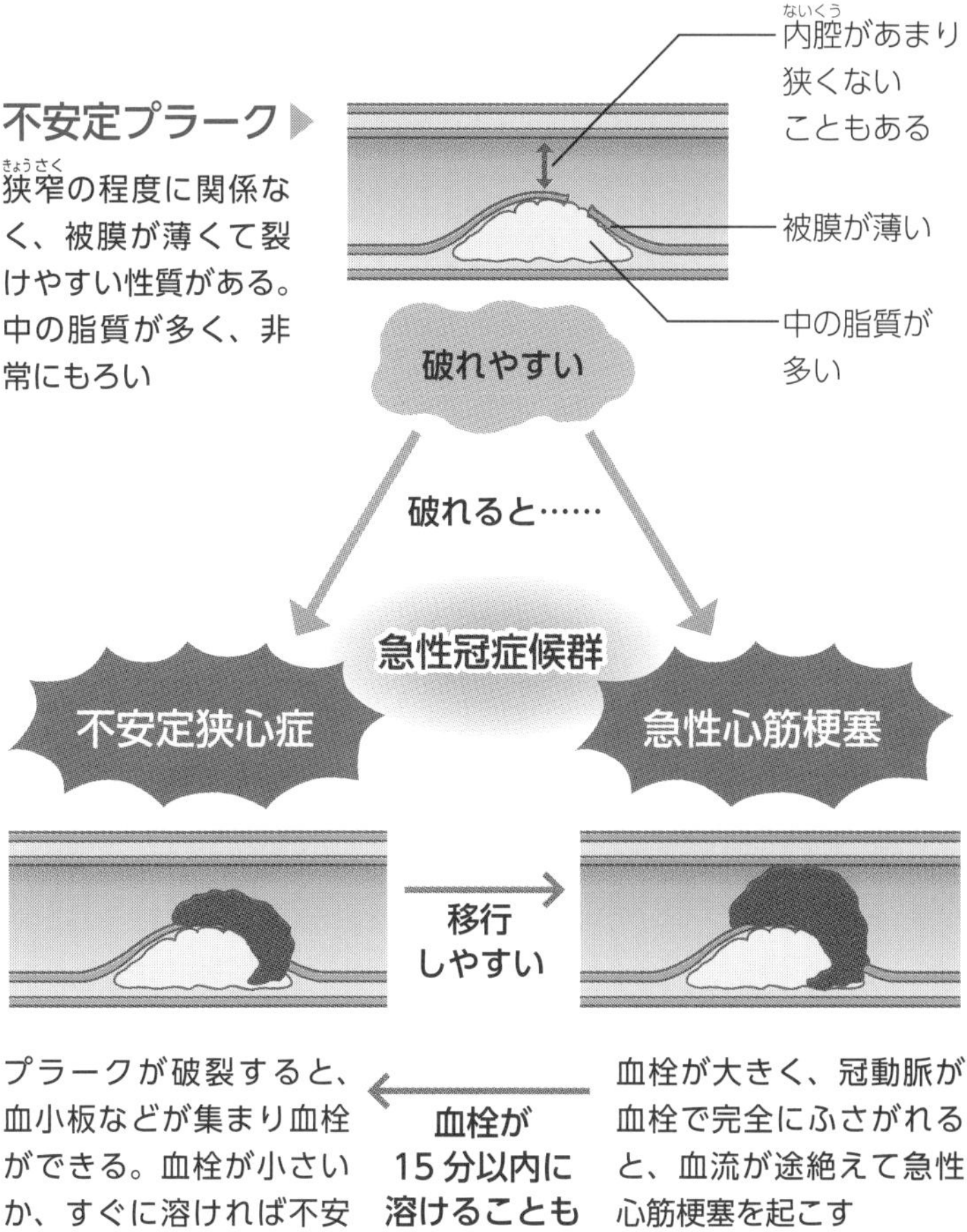

Q14 微小血管狭心症とは何ですか？

冠動脈ではなく、**心臓の細い血管がけいれんすることで起こる狭心症もあります。**それが「**微小血管狭心症**」です。

原因は、まだくわしいことはわかっていませんが、**40代後半から50代前半という更年期の女性に多いことから、女性ホルモンの分泌低下との関係**が指摘されています。もともと女性ホルモンには血管を拡張する作用があるため、更年期以前の女性は男性よりも狭心症や心筋梗塞を起こすリスクは低いのですが、更年期を迎えて女性ホルモンの分泌が急激に減少すると状況が変わります。微小血管狭心症は、おそらくホルモンの影響で心臓の血管がけいれんを起こすと考えられています。

狭心症の代表的な症状は短時間の胸の圧迫感ですが、微小血管狭心症ではあまり起こりません。**よくみられる症状は、息苦しさ、吐き気、みぞおちや背中の痛み、動悸（胸のドキドキ感）**とさまざまです。発作は**運動時と安静時どちらでも起こることが**

あり、持続時間も20～30分間と長く、なかには数時間続く人もいます。

治療薬もほかの狭心症と異なります。狭心症の発作には「**ニトロ**（→P84）」という薬がよく効きますが、微小血管狭心症の発作にはあまり効かず、高血圧などの治療に使われる「**カルシウム拮抗薬**（→P81）」**が効くケースが多い**とわかっています。

微小血管狭心症は、診断法がまだ確立していません。心電図検査などでも変化がみられないことが多く、症状もほかの病気と非常にまぎらわしいため、慎重に検査を進める必要があります。すぐには診断がつきにくいため、呼吸器科や消化器科などを渡り歩くドクターショッピングの原因になることもあるようです。

胸の痛みや息苦しさといった症状が出たときは、自己判断をせず、必ず検査を受けて、命にかかわる狭心症や心筋梗塞の疑いを除外することが先決です。

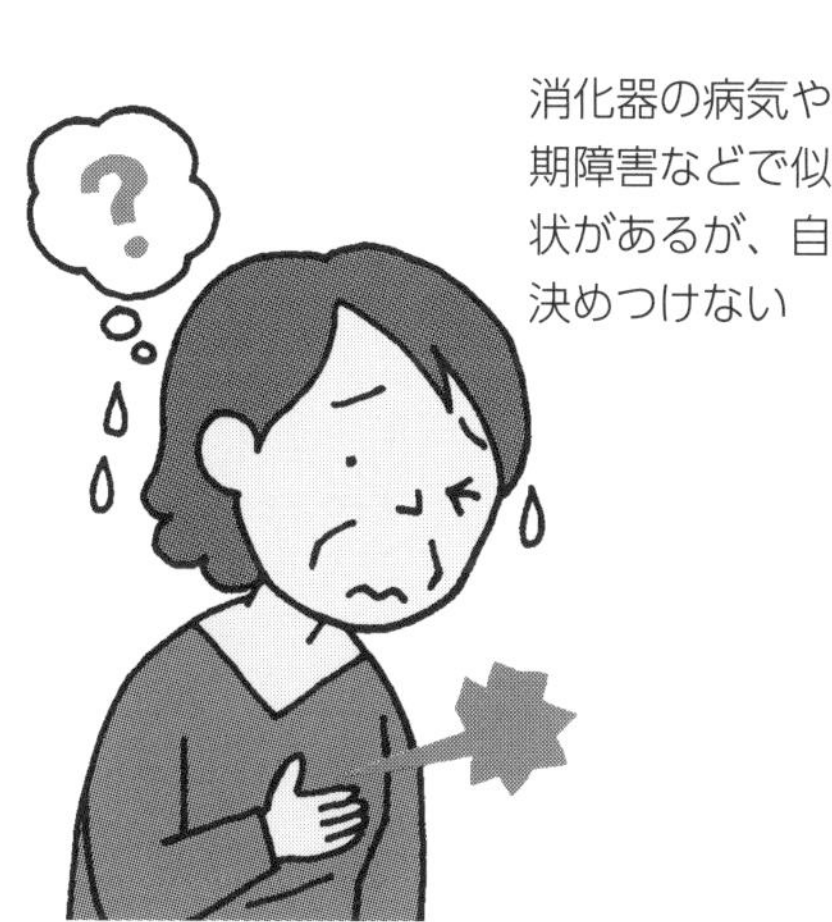

消化器の病気や更年期障害などで似た症状があるが、自分で決めつけない

Q15 心臓発作を疑ったら、どの診療科を受診しますか？

狭心症が疑われるときは、**循環器専門の医師がいる医療機関を受診**します。心当たりがないときは、**かかりつけ医を受診して、適切な医療機関を紹介してもらう**とよいでしょう。

循環器専門医は、問診と、血圧測定や聴診などの診察をおこないます。狭心症が疑われる場合は、心電図検査なども必要です。

なお、発作が15分以上続くときや胸痛が強いときは、心筋梗塞が疑われます。迷わず救急車を呼びましょう。救急で搬送されたら診察や問診、検査をしながら同時に治療も進めます。

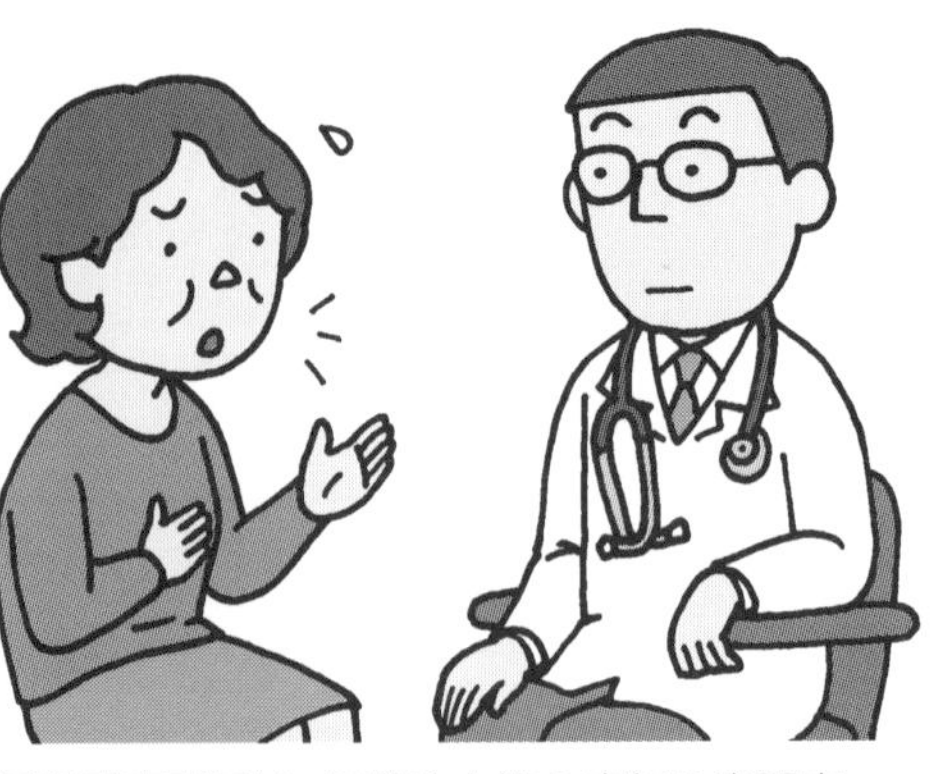

循環器専門医は、心臓や血管の病気の専門家。
受診時に症状などをくわしく伝えよう

Q16 受診したら、医師に何を伝えればよいですか？

狭心症の発作とまぎらわしい症状が出る病気はたくさんあります（↓P54）。そうした病気と区別するには、患者さんからの説明が役に立つので、左記の情報を正確に伝えてください。

● **発作のこと** どこに痛みがあるか、どんな痛みか、強さはどれくらいか、持続時間はどれくらいか、痛みが出たきっかけやタイミングがあるか

● **過去の病気のこと（既往歴）** 過去にかかったことのある病気はあるか、これまでに似たような症状があったか

● **現在のこと** 治療中の病気、服用中の薬

発作時の痛み方や痛む場所などは、できるだけくわしく話しましょう。過去にかかったことのある病気、現在治療中の病気や服用中の薬なども伝えます。お薬手帳があれば、受診時に見せましょう。

Q17 診断にはどのような検査が必要ですか？

狭心症と心筋梗塞は、**心電図検査、心臓超音波検査、血液検査**などで、おおよその**診断が可能**です。**とくに重要なのが心電図検査**です。

まず安静時（横になった状態）の心電図をとります。胸痛の最中や直後の場合には異常が検出されやすいですが、数日以上発作がない場合には心電図上は正常と判断されることも少なくありません。運動時に狭心症が現れる人は、運動をして心臓に負荷をかけた状態で心電図をとる「運動負荷心電図検査」をおこなうことがありますが、不安定狭心症が疑われる場合はおこないません。夜間など就寝中に発作が起こる人は、24時間心電図（ホルター心電図）を記録できる装置を使って、くわしく調べます。

心臓超音波検査（心エコー）は、超音波を当てて心臓の形や動き、血流の状態を調べる検査です。心筋梗塞後には、壊死した心筋の収縮が部分的に悪くなっているので、心筋梗塞の部位や大きさを診断することができます。また心筋梗塞の結果生じる

心電図検査とは

心電図は、心臓の電気信号（→ P63）を波形にして記録したものです。心臓の動きを調べることができます。

▼基本的な波形

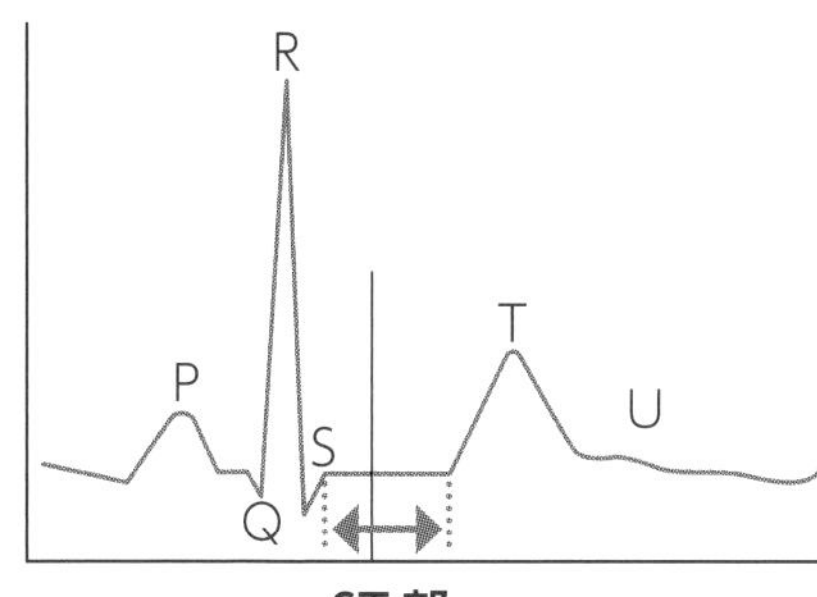

ST 部
心室筋の状態を反映している

心電図は、P ～ U の波形がくり返し現れる。健康な人は左記のような形だが、心臓に異常があると波が乱れる。運動時の発作は ST 部の下降が多く、けいれんによる発作や心筋梗塞では ST 部の上昇が多い

▼運動時や就寝中に発作が起こる人は

運動時に発作が起こる人は、医師の監督の下、運動をして心臓に負荷をかけた心電図もとる。就寝中に発作が起こる人は、24 時間記録できる「ホルター心電図」をとることもある

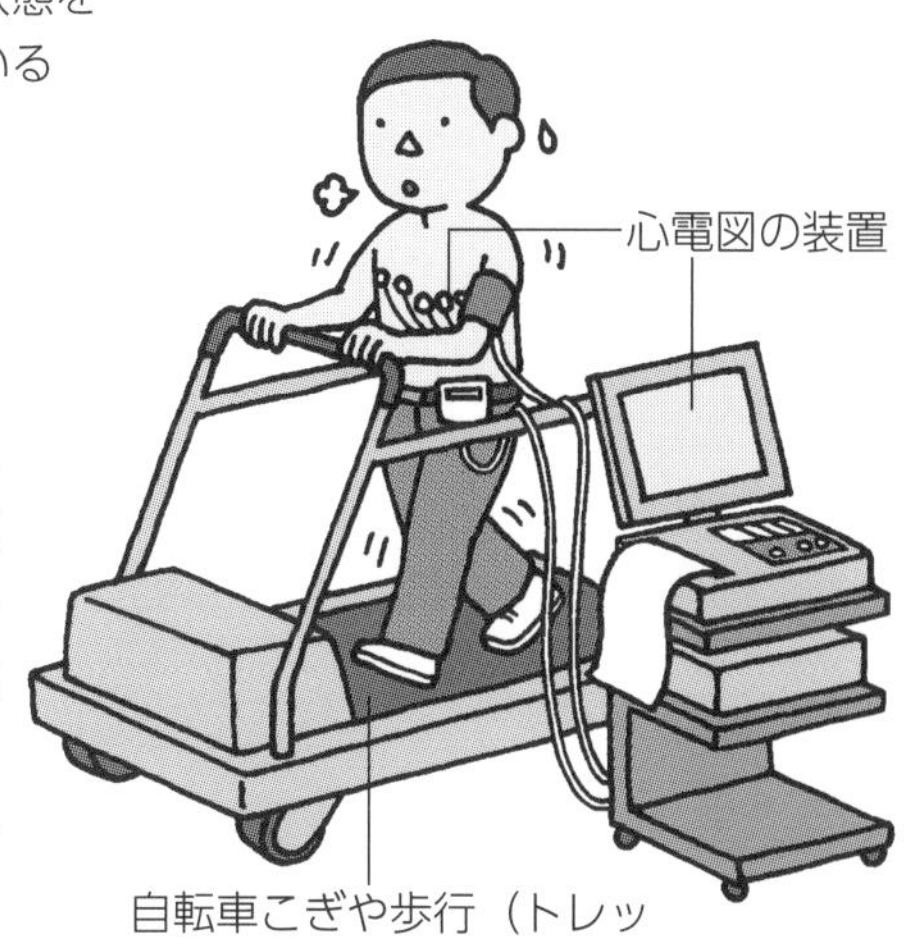

心電図の装置
自転車こぎや歩行（トレッドミル）などの運動をする

弁膜症や心筋破裂、心のう液貯留などの診断にも有用です。

血液検査では、とくに血液中の「**トロポニンT**」という成分を調べることで、心筋梗塞を迅速に診断できます。トロポニンTとは、心筋がダメージを受けたときに血液中に増えるたんぱくの一種で、**血液検査で発見された場合は心筋梗塞が起こったと判定**されます。ほかにも、LDLコレステロール値や中性脂肪値、血糖値などが高くないか、といった動脈硬化の危険因子の有無を調べることも重要です。

▼血液検査の主な項目

血液検査では、動脈硬化の危険因子になる生活習慣病や心筋の状態を調べる

項目	基準値
LDL コレステロール	60 ～ 139mg/dL
HDL コレステロール	40 ～ 100mg/dL
中性脂肪	30 ～ 150mg/dL
血糖	80 ～ 110mg/dL
ヘモグロビン A1c（HbA1c）	4.3 ～ 5.9%
CK（クレアチンキナーゼ）	男性：60 ～ 250U/L 女性：50 ～ 170U/L
AST（GOT）	10 ～ 35U/L
LDH	120 ～ 220U/L
トロポニン T	0.014 ng/mL 以下

下から 4 つの CK、AST、LDH、トロポニン T は心筋の状態がわかる。そのほかは生活習慣病を調べる項目

Q18 CT検査や心臓カテーテル検査について教えてください

狭心症と心筋梗塞は、心電図検査などで診断が可能ですが、心電図検査では発作が起きていないときの異常や、冠動脈（かんどうみゃく）の狭窄（きょうさく）や詰まりがある部位はわかりません。それらを調べるには、CT検査やカテーテル検査が必要です。

●**冠動脈造影CT検査**　エックス線で心臓を数ミリ単位でスライスした画像を撮影し、コンピュータで合成します。**冠動脈の狭窄や詰まり、石灰化（せっかいか）（→P118）の有無も調べられます**。外来で受けられるのはメリットですが、造影剤（冠動脈を撮影しやすくする薬）を使うため腎臓の悪い人には適していません。撮影前に、造影剤を注射し、脈が速い人は心拍を遅くする薬（β遮断薬（ベータしゃだんやく）→P80）をのむこともあります。撮影中は、5～10秒間息を止める指示があります。準備も含め、撮影時間は約10分間です。

●**心臓カテーテル検査**　心臓カテーテル検査は非常に信頼性が高く、**診断を確定するためにおこなう検査**です。検査だけなら30分から1時間程度で済みますが、体への負担を伴うため、1~2日程度入院して受けるのが一般的です。検査からそのまま治療（↓P114）に進むことも多いので、検査前に医師に確認しましょう。

検査では、**カテーテルという細い管を冠動脈まで通し、造影剤を注入して冠動脈をエックス線で撮影**します。冠動脈のけいれんが原因として疑われる場合は、**けいれんを誘発する薬を注入し、発作が起こるかどうかで診断を確定する**こともあります。

検査時にカテーテルで血管を傷つけたり、薬によるアレルギーが発生したりする危険があります。万全の態勢でおこなわれますが、こうしたリスクがあることを理解する必要があります。事前に同意書への署名をするので、わからないことは質問し、納得してから検査を受けるようにしましょう。

診断だけが目的であれば、カテーテル検査の代わりに、CT検査がおこなわれることも増えています。CT検査は外来で受けられ、カテーテル検査よりも負担が少なくてすみます。ただし、手術の必要性を判断する際にはカテーテル検査が必要です。

● **心臓核医学検査（RI検査）**　RI（ラジオアイソトープ）という薬を静脈から注射して撮影し、心筋（しんきん）の血流を調べる検査です。RIが心筋に取り込まれる様子をみて、血流の状態を確認します。

カテーテル検査とは

カテーテルは非常に細い管です。血管にカテーテルを入れ、冠動脈をくわしく調べます。

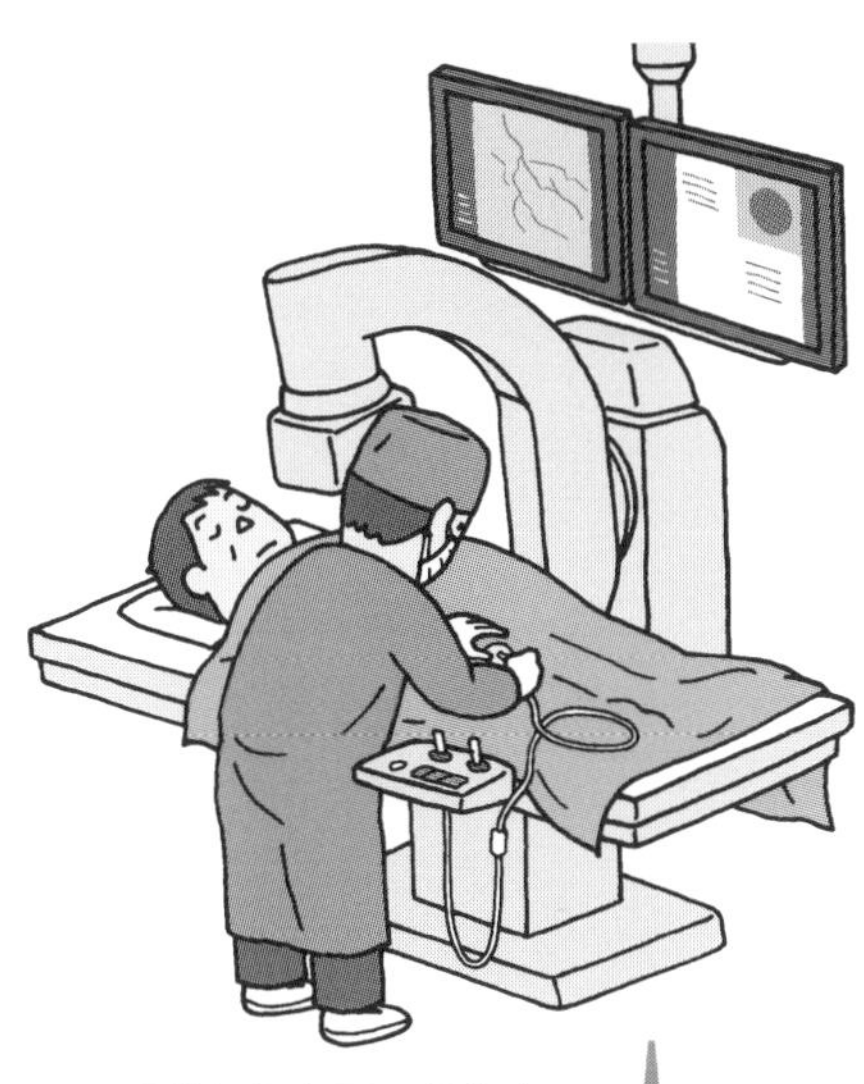

手首からカテーテルを挿入することが多い

カテーテルの太さ

直径 2 mm と非常に細い管。なお、太ももの動脈は直径が約 10 mm、腕（手首とひじ）の動脈は直径が約 3 mm

▼検査の流れ

1 局所麻酔をしてカテーテルを挿入

手首や太もものつけ根などの動脈からカテーテルを挿入する。局所麻酔をするので痛みはほとんどない

2 心臓まで達したら造影剤を注入

カテーテルが心臓まで到達したら、ゆっくりと造影剤を注入する

3 外部からエックス線で冠動脈を撮影

造影剤によって冠動脈の狭窄、詰まりの位置、程度がわかる

Q19 狭心症とまぎらわしい病気はありますか？

狭心症の発作では胸からみぞおちにかけての痛み、動悸（どうき）、息切れなどの症状が出ますが、左記の病気でも似たような症状がしばしばみられます。

● **大動脈解離（だいどうみゃくかいり）**　大動脈の内膜に傷がつき、傷から血液が流れこんで血管壁が内側と外側に裂ける病気です。急性では、突然、胸や背中に激痛が起こり、命にかかわります。

● **肺動脈塞栓症（はいどうみゃくそくせんしょう）**　肺の動脈に血栓（けっせん）が詰まる病気です。細い血管なら軽い胸痛（きょうつう）ですみますが、太い血管なら命にかかわります。

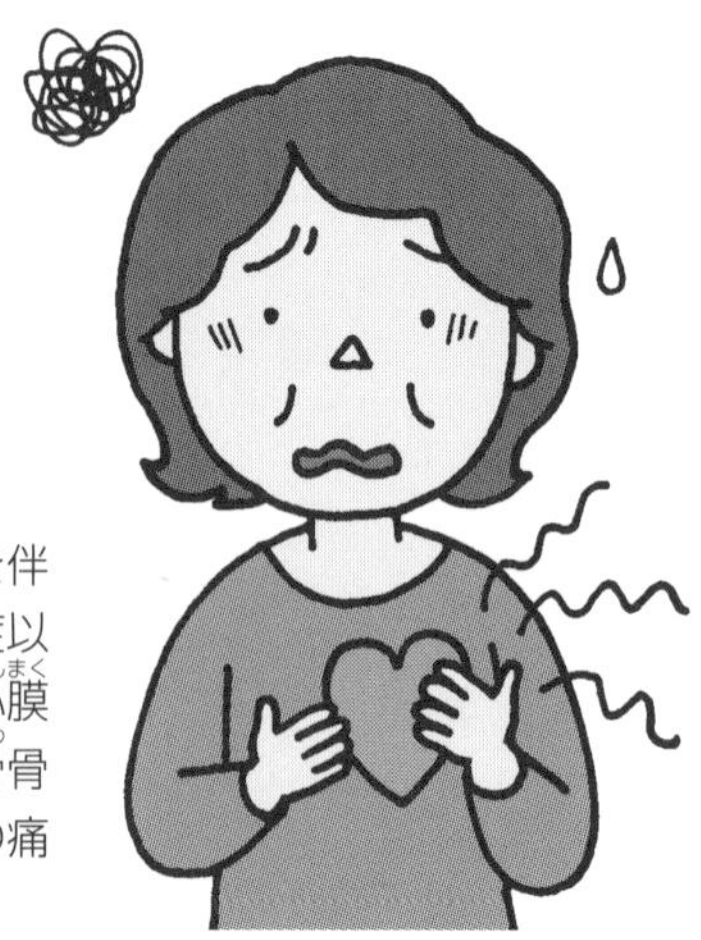

動悸や息切れを伴う病気は狭心症以外にもある。心膜炎（しんまくえん）、肺炎、肋骨（ろっこつ）骨折などでも胸の痛みが現れる

●**気胸**（ききょう）　肺に穴があいて空気がもれて肺がしぼみ、胸の痛みや呼吸困難が現れます。

●**心臓神経症**　心臓には異常がありませんが、心臓やその周辺に痛みがあり、動悸や息切れも伴います。死ぬかもしれないという恐怖や不安を感じる人もいます。

●**肋間神経痛**（ろっかん）　神経に沿ってチクチクするような痛みが現れ、とくに左側に起こりやすく、心臓や背中にも痛みを感じることから狭心症とよく似ています。しかし、動悸や息切れがすることはほとんどありません。

●**逆流性食道炎**　胃酸が逆流するため、みぞおちやのどに痛みや違和感が現れます。胸やけや、胸が締めつけられるような感じがする人もいます。

●**食道のけいれん**　食道が広範囲にわたってけいれんを起こします。食べ物を飲み込みにくくなるほか、狭心症とよく似た胸痛があります。

●**胃・十二指腸潰瘍**（じゅうにしちょうかいよう）　みぞおちの痛みや吐き気やむかつきなどの症状が現れます。食後や空腹時などにくり返し痛みが現れやすく、発作とまちがわれやすい病気です。

●**更年期障害**　動悸や息切れのほか、のどになにかがつかえたような症状が現れます。息苦しさを感じるため、狭心症の発作とまぎらわしい病気です。微小血管狭心症（→P44）が起こる年齢と重なるため、慎重に見極められます。

症状が似た病気のなかには命にかかわるものもあるので、自己判断しないで必ず受診しましょう。受診するのは循環器専門医が理想的ですが、心当たりがなければかかりつけ医でもかまいません。

狭心症が疑われるけれど、検査などでも診断を確定できないときは、発作を鎮めるための「ニトロ（→P84）」が処方されることがあります。狭心症なら、ニトロを使うと1～3分で発作が治まります。次回、発作が起こったときに使ってみて、症状が楽になれば狭心症の可能性が高くなります。薬を使っても発作が治まらない場合は、微小血管狭心症や別の病気が疑われます。薬を使ったら、「いつ」「どのような状況で」「どのような痛みが」「何分続いた時点で薬を使い」「服用の何分後に発作が治まったか」ということを、必ず医師に報告しましょう。

狭心症の発作とまぎらわしい病気は多いので、医師も慎重に見極めなければならないケースもあります。ときには診断がなかなかつかないこともありますが、医療機関を替えるのはよくありません。セカンドオピニオンなどで医療機関を次々に替えて渡り歩く人もいますが、それはドクターショッピングといってデメリットのほうが多くなります。**医師とよく相談しながら、検査と治療を進めることが改善の近道**です。

2

心臓は
どうなる？
——心筋梗塞が
起こると

Q20 心筋梗塞が起こると、心臓はどうなりますか？

心筋梗塞の発作は、危険な不整脈を引き起こし、死に至る危険があります。心臓は、冠動脈（かんどうみゃく）という血管から酸素や栄養を得て動いていますが、心筋梗塞を起こすと冠動脈が詰まって血液が流れなくなります。冠動脈が詰まると、その先にある**心筋の部分が酸素不足になって、心臓の細胞の「壊死（えし）」が始まります。**壊死とは、細胞が完全に死んでしまうことです。壊死した細胞は、たとえ血流が再開しても生き返ることはありません。

心臓の筋肉の細胞が壊死すると心臓は働けなくなり、それが引き金となって命にかかわる不整脈や心不全が起こるのです（↓P60、P62）。

狭心症の発作は安静にして薬を使えば治まりますが、心筋梗塞ではすぐに医療機関で治療を受ける必要があります。したがって、心筋梗塞の発作が起こった場合は一刻も早く救急車を呼びます。手遅れになると命にかかわります。

冠動脈が完全にふさがっている

心筋梗塞では、冠動脈が完全にふさがれるため、詰まった先への血流が途絶えます。

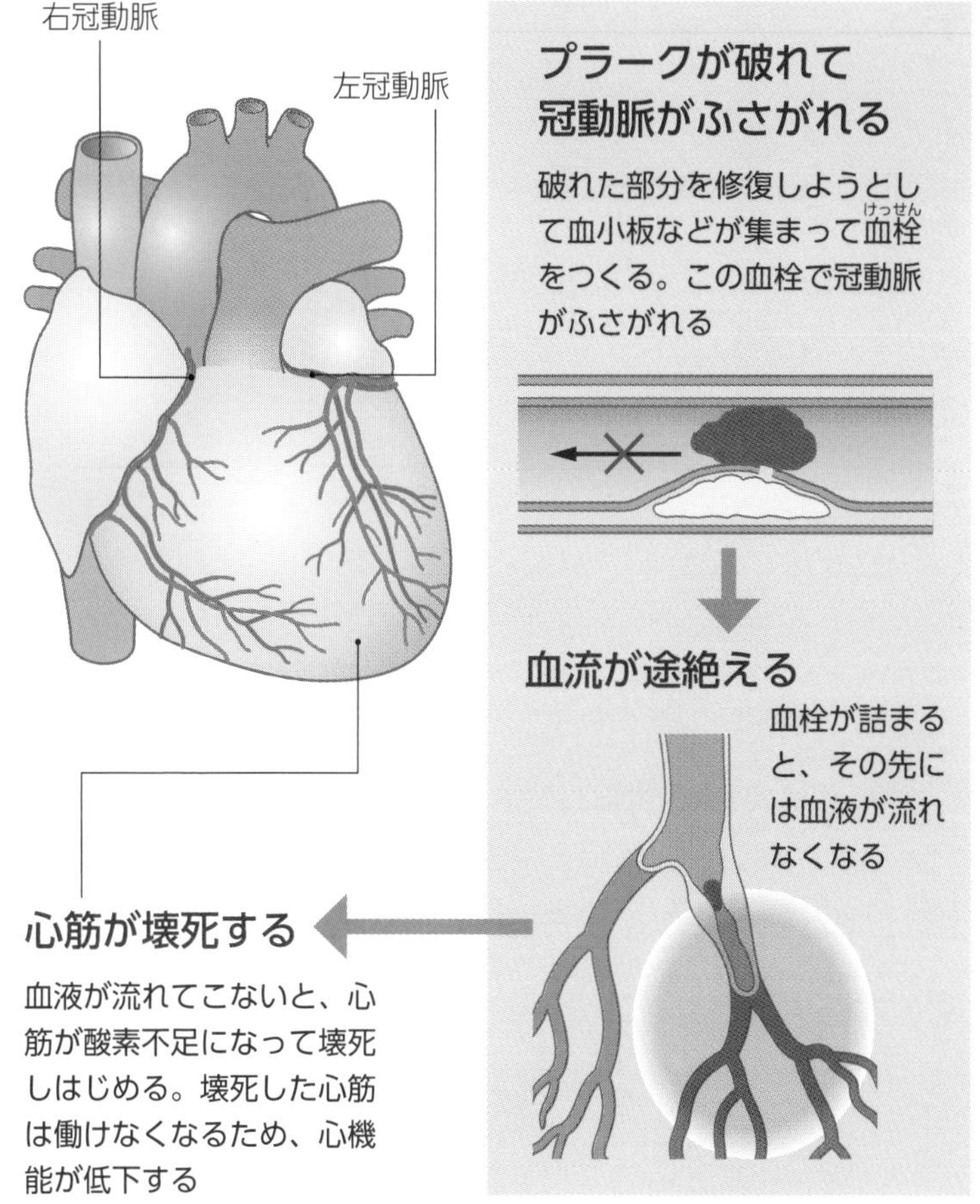

Q21 心筋梗塞が起こると、心不全になりますか？

心臓には、全身に血液を送り心臓に戻すという、ポンプとしての機能があります。運動したときなどに、胸の中でドクンドクンと規則的な動きを感じる人もいるでしょう。これが心臓の拍動で、心筋が収縮し拡張するときに起こります。心臓は、心筋が収縮と拡張をくり返して、全身に血液を循環させています。心臓から送り出された血液が、全身を経て再び心臓に戻ってくるまで、わずか数十秒という速さです。

血液の循環には、全身を巡るコース（体循環、または大循環）と、肺と心臓を行き来するコース（肺循環、または小循環）があります。ところが**心筋梗塞が起こって心筋が障害されると、心臓のポンプ機能が低下し、血液の循環が悪くなります**。全身の血液が滞りやすくなり、手足の指先まで血液が行き届かなかったり、脚や肺などへ行った血液が戻れなくなって余分な水がたまったりして、疲れやすさや息苦しさ、むくみなどが現れます。この状態を「**心不全**」といいます。

心臓の拍動のしかた

心臓は上下左右に４つの部屋があり、リズミカルに収縮と拡張をくり返すことで、ポンプのように働きます。

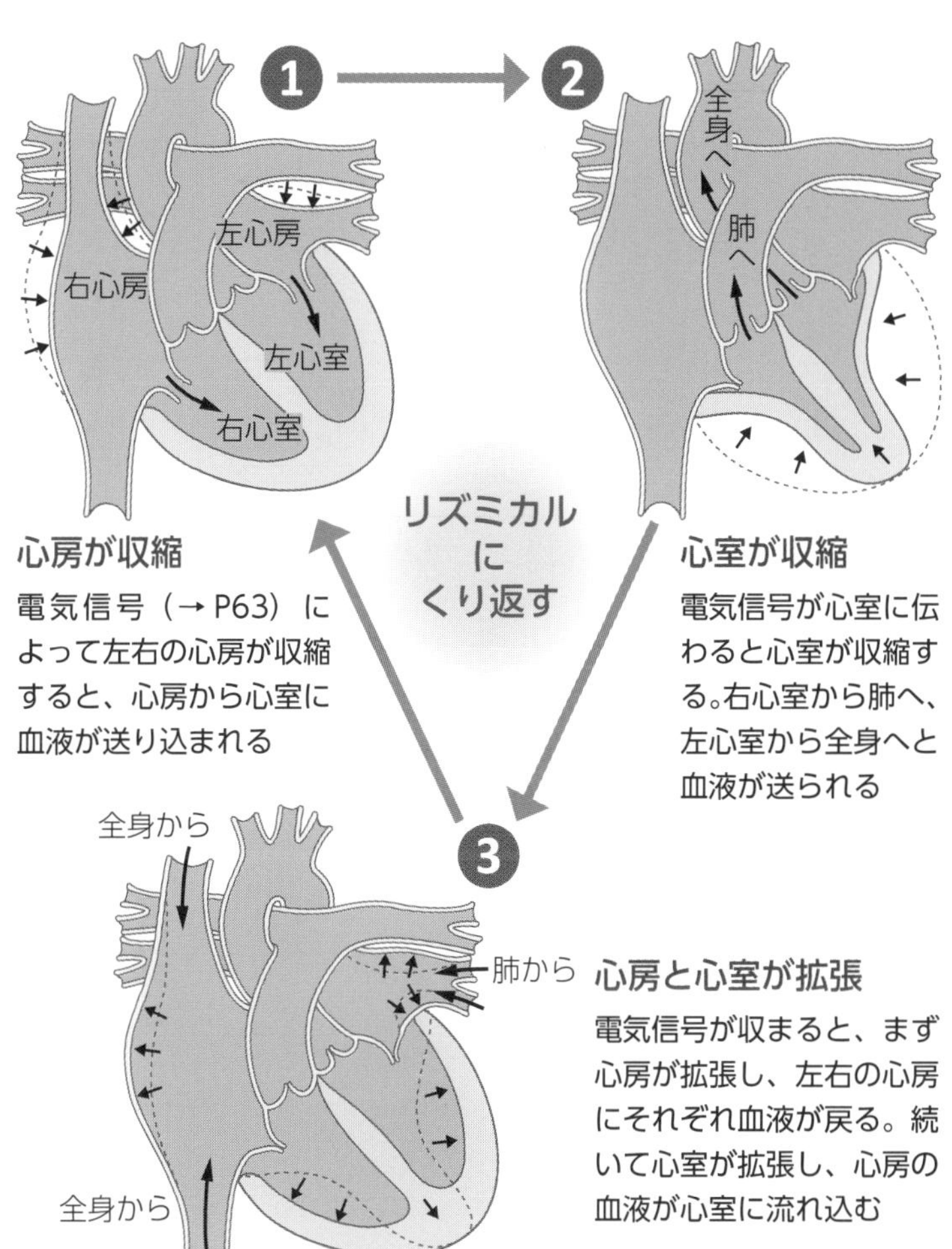

Q22

心室細動とは何ですか？

心筋梗塞によって**「心室細動」という不整脈が誘発されることがあります。ほとんどの心臓突然死はこの心室細動が原因**です。

心臓は、左図のしくみで、心筋がリズミカルに動くことで機能しています。心臓のリズミカルな拍動に乱れが生じる状態を、「不整脈」といい、複数の種類があります。なかでも心室細動は、非常に危険な不整脈です。心室細動は、心筋が大きく収縮・拡張できず、けいれんを起こしたような状態です。**心室細動が起こると心臓が収縮しなくなり、血液を送り出すポンプ機能が失われて、数秒で心停止に至ります。**

冠動脈が詰まると3～4割の人では、直後にこの心室細動が起こり、病院にたどり着く前に突然死をきたしてしまいます。これまで経験したことのないような胸痛を感じたときは、すぐに救急車を呼ぶことが重要です。結果的に発作が狭心症であろうと心筋梗塞であろうと、緊急の治療が必要なのはこのためです。

心臓が動くしくみ

心臓は電気信号を発生させることで、一定のリズムで収縮・拡張をしています。

▼電気信号の伝わり方

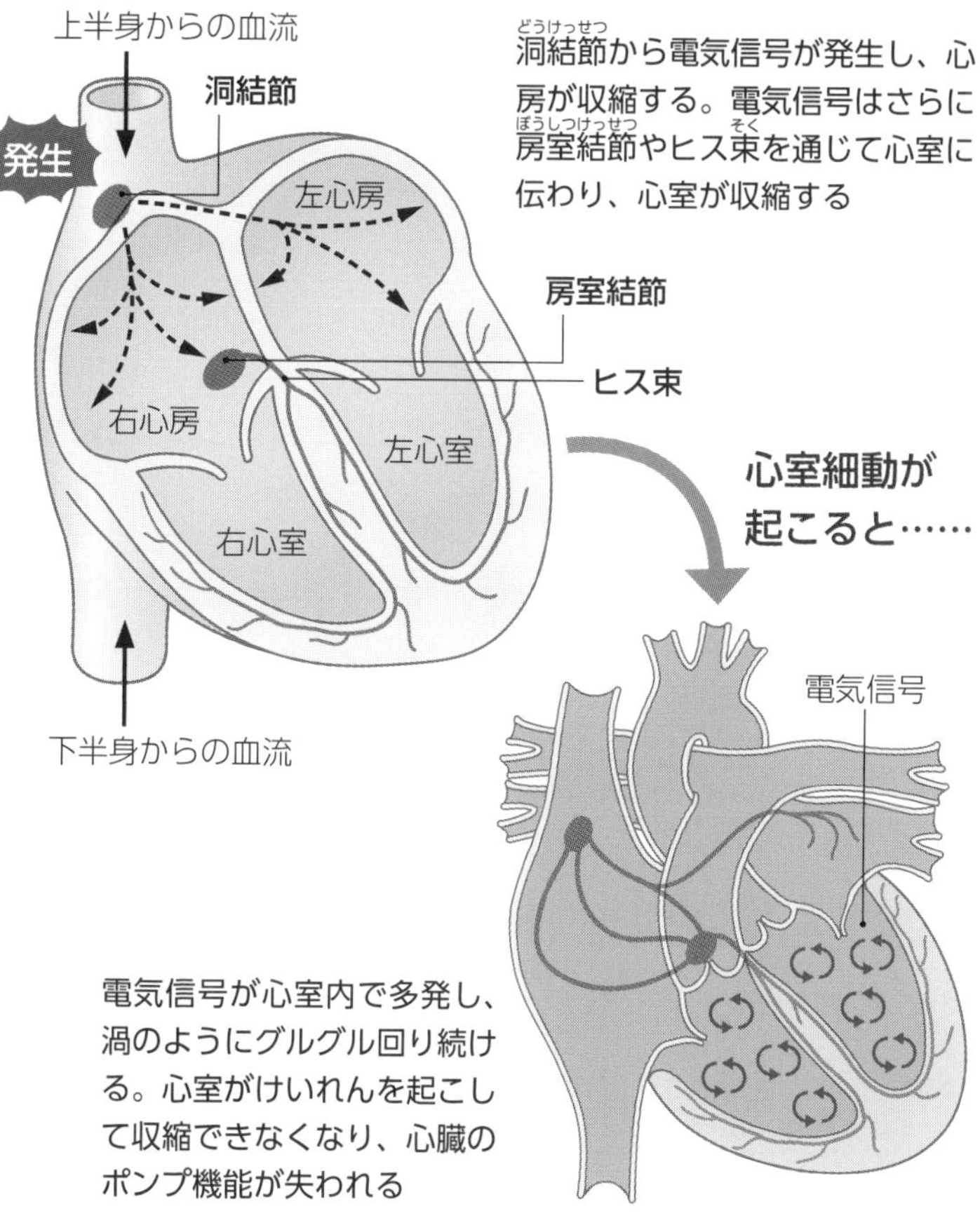

Q23

心筋梗塞が起こりやすい時間や季節はありますか？

心筋梗塞は、発作が起こりやすい時間や、曜日、季節がわかっています。

● **時間帯**　最も多いのが午前7時〜12時で、**とくに起床から1時間以内は要注意**です。この時間帯は、体内を調整している自律神経が、休息モードの副交感神経(ふくこうかんしんけい)から緊張モードの交感神経に切り替わるため、血圧が上昇しやすく心臓に負担がかかります。睡眠中に血栓(けっせん)ができやすいこととも関係があるといわれています。睡眠中も汗を多くかきます。汗などで体の水分が失われると、血液の水分も失われてドロドロになるため、固まりやすいのです。

午前中に次いで多いのが、夜の8時〜10時ごろです。1日の疲労が蓄積した時間帯であることが影響しています。

● **曜日**　1週間のなかで、発作が起こりやすい曜日もわかっています。1週間の始まりである月曜日は、憂うつに感じる人が多いのですが、曜日別にみると**心筋梗塞の**

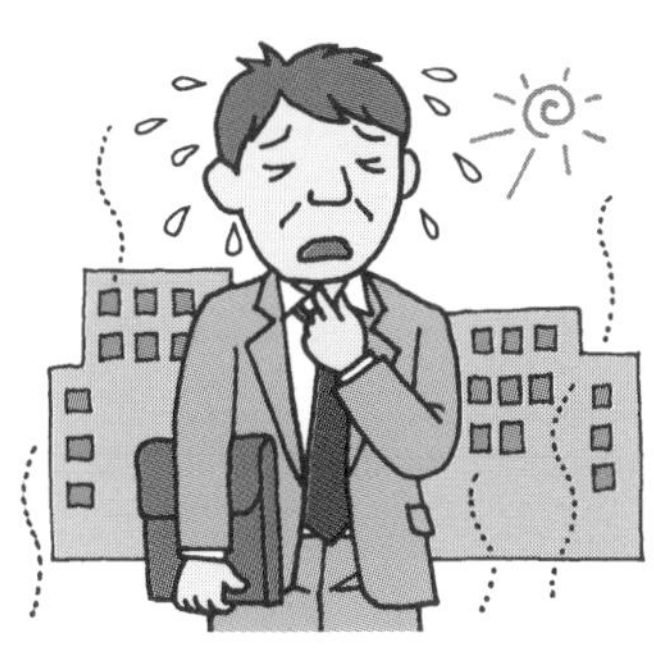

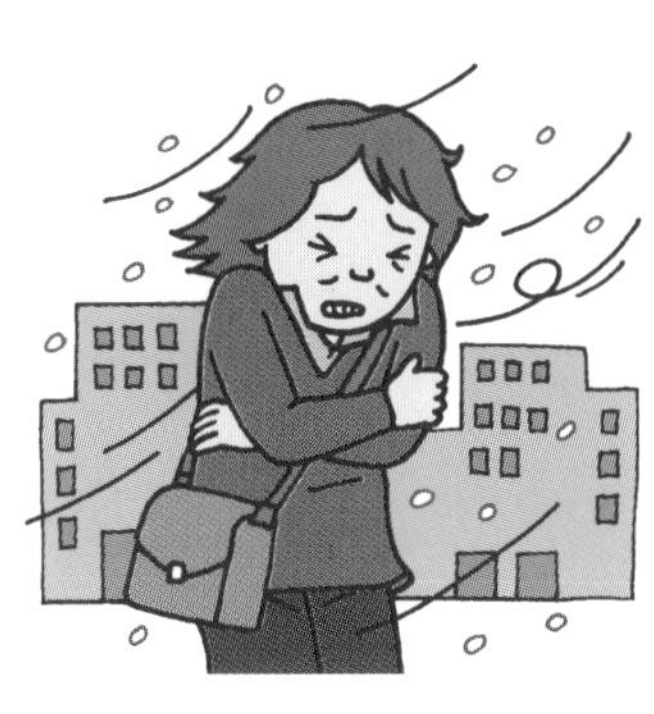

急激な温度変化があると、血圧が急激に変化し発作を招く。とくに冬に多いが、夏も暑い屋外から冷房の効いた室内に入るときは要注意

発作も月曜日に多いとわかっています。仕事のストレスなどで、血圧が急激に高くなることが関係していると考えられています。

● **季節　夏と冬に多い**ことがわかっています。

夏は、外での肉体労働、運動などで大量に汗をかき、脱水になることが発作の引き金になりやすいのです。冬は、暖かい室内から寒い屋外へ出たときなど、急激な温度変化によって血圧が急激に変化し、発作を誘発することがわかっています。これは「**ヒートショック**（↓P142）」と呼ばれ、心筋梗塞だけでなく脳卒中の危険も高まります。

Q24 心筋梗塞の前ぶれはありますか？

強い発作が現れる前に、心臓の不調を示すサインが全身にみられることもあります。狭心症のある人は、心筋梗塞に移行する危険もあります。

●**息切れしやすい**　少し体を動かしただけで、すぐに息切れするようになります。

●**脈がよく乱れる**　運動中でなくても心臓の拍動が速くなったり（動悸（どうき））、脈が乱れたりします。

●**めまいがする**　心臓の働きが低下すると、全身の血液循環（じゅんかん）が悪くなるため、めまいがしてフラフラします。

●**足がむくむ**　全身の血液循環が悪くなると、足に血液が滞ってむくみが出ます。とくにむくみやすいのは、足の甲です。

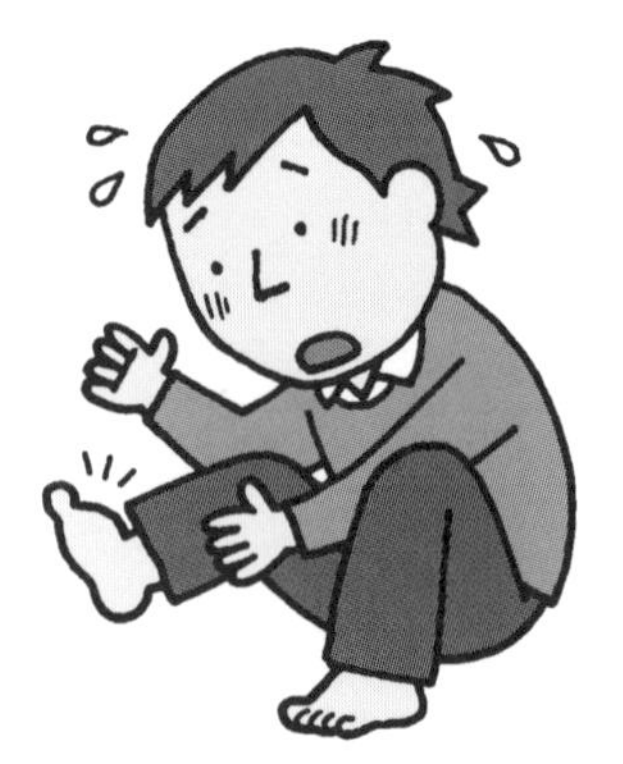

足の甲を押してみて、へこんだら、むくんでいる

Q25 発作時、心筋梗塞かどうかは、どうやって見分けますか？

狭心症と心筋梗塞の大きな違いは、しばらくすれば発作が治まるかどうかです。安全なところで座って休み、5～15分で治まれば狭心症です。もしすでに受診して狭心症と診断されていて、「ニトロ（↓P84）」という発作を鎮める薬を処方されている人は、発作が起こったらすぐに使いましょう。ニトロは、すぐに効果が現れる薬です。薬を使って、すぐに発作が治まれば狭心症です。

15分以上発作が続く場合、また、ニトロを3回使っても治まらない場合は、心筋梗塞だと判断します。

ただし、胸痛（きょうつう）が始まった直後には、狭心症か心筋梗塞かの区別はつきません。また胸痛が数分程度の時点で危険な不整脈（↓P62）が現れて、意識を失ってしまうこともまれにあります。**とくに、じっとしているときにこれまでに経験したことのないような強い胸痛を感じたときは、15分を待たずに救急車を呼びましょう。**

Q26 発作が治まらなかったら、どうすればよいですか？

15分以上発作が続く場合は、**心筋梗塞だと判断**します。狭心症を起こしたことがある人は、いつもより症状が強いとき、あるいは発作を鎮める薬（ニトロ→P84）を使っても効かない・効きが悪いときは、心筋梗塞と判断し救急車を呼びましょう。

胸痛（きょうつう）がこれまでに経験したことがないほど強く、冷や汗を伴うような場合は、15分も待たずに、一刻も早く救急車で病院へ行く必要があります。救急車を呼ぶことをためらって、自分で車を運転してはいけません。痛みが続いているあいだは、タクシーも避けてください。途中で心停止（しんていし）を起こす危険があるからです。

救急車を呼ぶときは、くわしい症状や、いつから始まったかなどを伝えてください。狭心症と診断されている人は、狭心症があることも伝えましょう。**呼んだあとは安全なところで座って安静に**していてください。もしもの時に備え、ふだんから家族や周囲の人にも対処法を伝えておくと安心です。

発作時の対応法

発作を鎮める薬を持っていればすぐに使います。薬で治まらなければ救急車を呼びましょう。

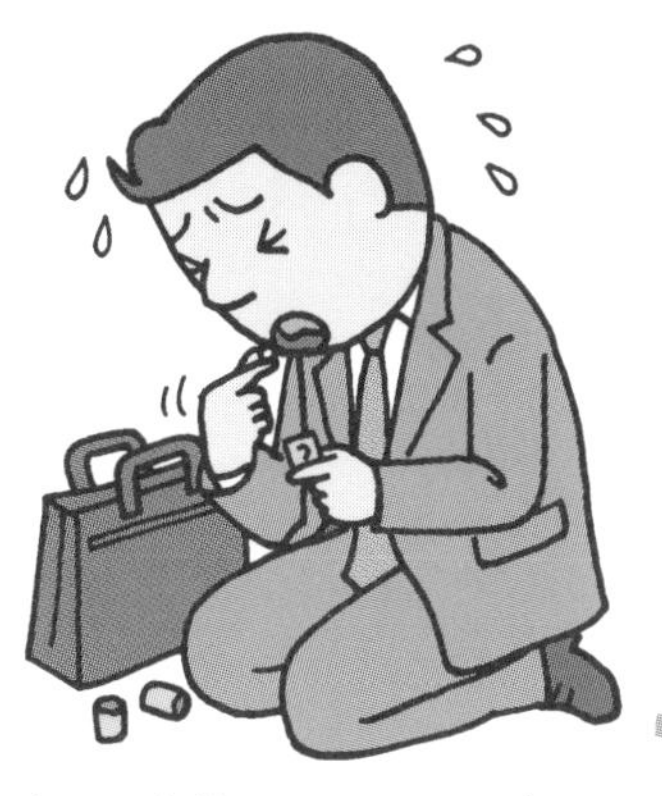

座って安静にし、ニトロがあれば使う

1 その場で座って休む。ニトロを持っていたら使う

初めての場合はその場で座って休む。ニトロを持っていたら、いつもの手順で落ち着いてニトロを使う

自分で電話ができなければ、周囲の人に救急車を呼んでもらう

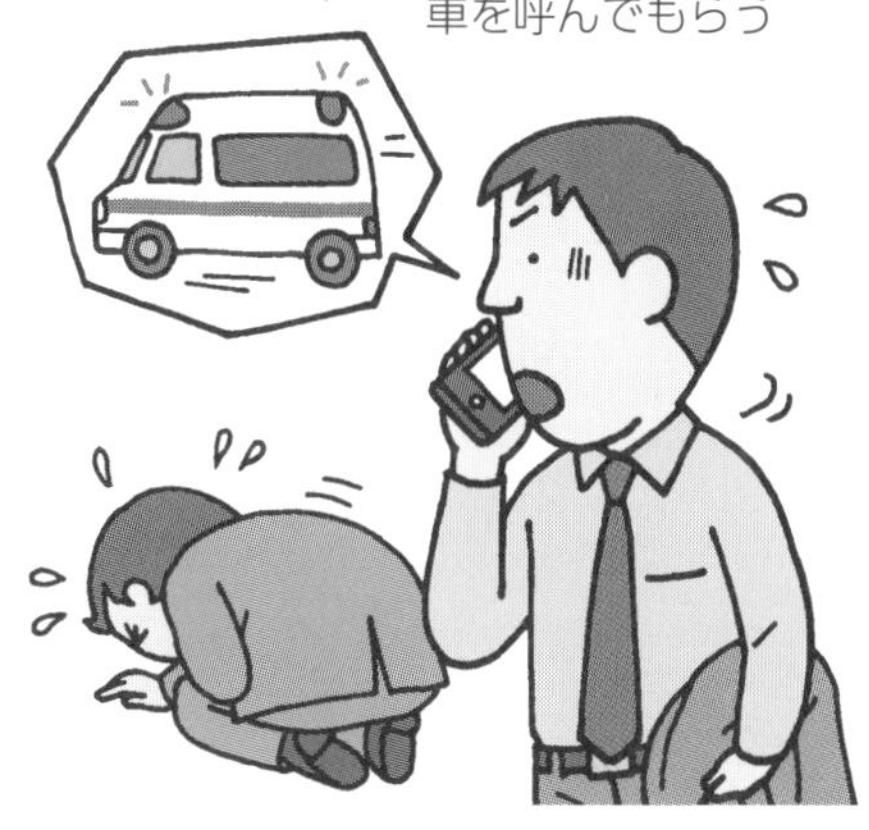

2 15分以上続いたら救急車を呼ぶ

15分以上痛みが続くときや、薬を使っても効果がないとき、痛み方がとくに強いときは心筋梗塞が起こったと判断。大至急救急車で病院へ

Q27 AEDの使い方を教えてください

心臓発作を起こし、意識がなく呼吸も止まっているときは、**大至急「119番」に電話して救急車を呼ぶと同時に、AED（自動体外式除細動器）を使用し、心臓マッサージ（胸骨圧迫）を開始**します。AEDが手元にくるまで、心臓マッサージをするだけでも救命率が上がります。よほど自信がない限り、人工呼吸をする必要はありません。AEDの使い方は次の通りです。

❶ **電源をON**　ケースを開けて本体を取り出し、電源を入れます。種類によってはケースを開けると自動的に電源が入るものもあります。

❷ **電極パッドを貼る**　解説図の指示どおりにパッドを2ヵ所に貼ります。

❸ **通電ボタンを押す**　機械の指示にしたがいます。心電図の解析中は心臓マッサージを一時的に休止し、電気治療が必要な場合、患者に触れないように離れ、通電ボタンを押します。終了したら、引き続き心臓マッサージをおこないます。

心臓マッサージのしかた

急に倒れて、脈を測っても脈が触れなかった場合、心臓マッサージが必要です。基本的な方法を覚えておきましょう。

▼手を当てる場所

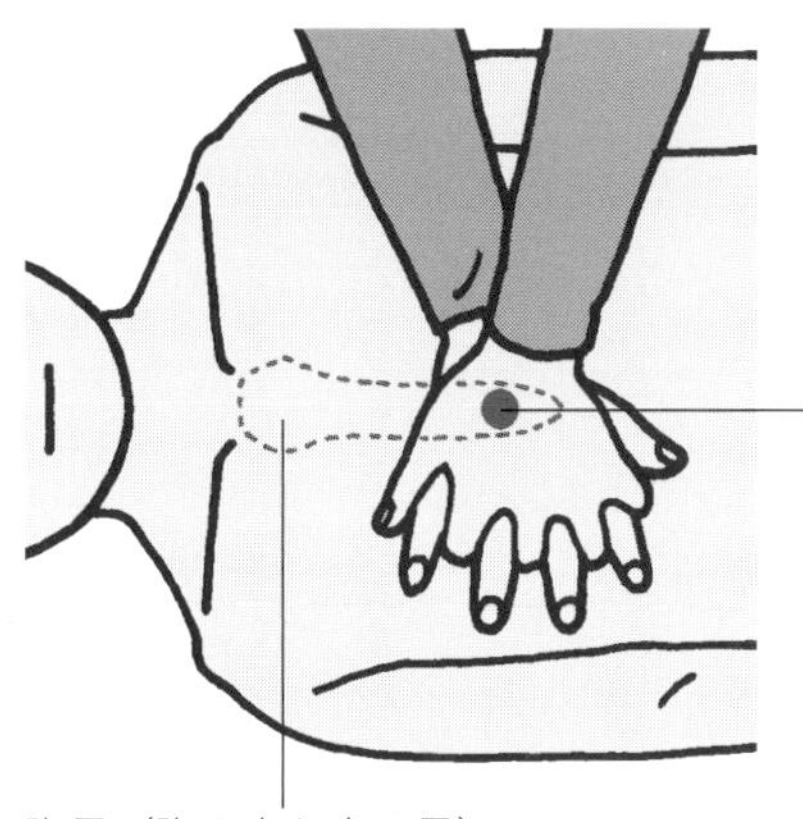

圧迫する部分に手のひらのつけ根が来るように手を置いて、その上からもう片方の手を組む

左右の乳首を結ぶ線の真ん中

胸骨（胸の真ん中の骨）

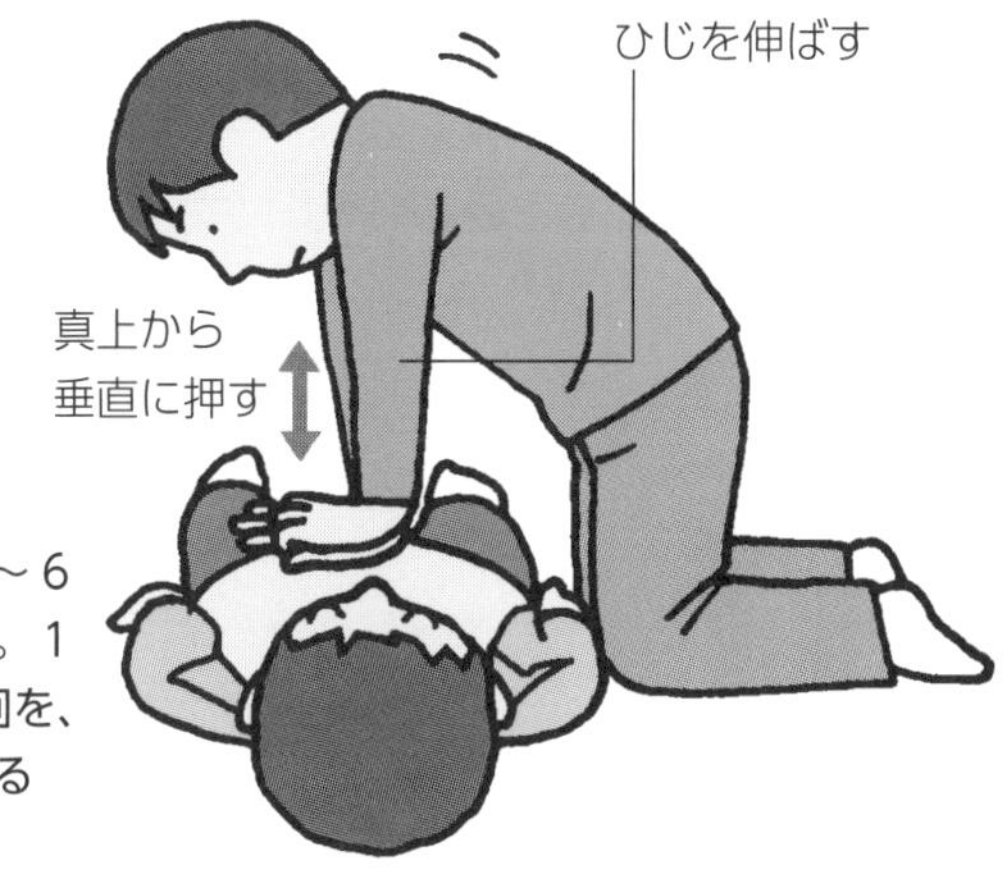

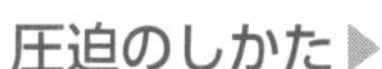

真上から垂直に５～６cm 沈むように押す。１分間に100～120回を、救急隊到着まで続ける

Q28 心筋梗塞が起きたときの、受診のタイムリミットはありますか？

心臓は「心筋」という筋肉でできていて、心臓に張り巡らされた「冠動脈」から酸素などを得ています。心筋が電気信号によって動くことで、ポンプとして働きます。冠動脈に血栓が詰まり血流が途絶えると、まず心筋の電気信号が不安定になり、ときに「心室細動（→P62）」という危険な不整脈を起こし、死に至ります。**心室細動は冠動脈が詰まって数分から30分程度でも起こる可能性があるので、一刻も早く救急車を呼ぶ必要があります。**入院すれば、心室細動を起こしても、すぐに除細動（電気ショック）治療を受けることができます。

こうした電気的危機を乗り越えても、次に心筋の壊死による危機が訪れます。冠動脈は太い血管が3本あり、それぞれ養っている心筋があります。詰まった血管が養っている心筋部分が壊死に陥るため、血栓が詰まった部位によっては、広範囲にわたって心筋が壊死することもあります。**心筋は、冠動脈が詰まってから15～30分ほどで壊**

心筋梗塞が起こると……

心筋梗塞の発症から時間がたつと、心不全や危険な不整脈が発生し、生命に危険が及びます。

冠動脈が詰まる！
冠動脈内に血栓が詰まり、血流が途絶える

→

心筋が壊死し始める
血流が途絶えて15～30分たつと、心筋の壊死が始まる（心筋梗塞）。時間がたつほど壊死の範囲が広がる

↓ 数分～30分

心室細動のおそれ
心筋が酸素不足になり、電気的に不安定になる

↓ 時間がたつと

心不全のおそれ
約6時間で壊死の進行が完了する。壊死の範囲が広いと心機能が低下する。心機能が著しく低下すると心不全になる

↓

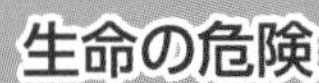

ショックや心室細動が起こりやすくなる

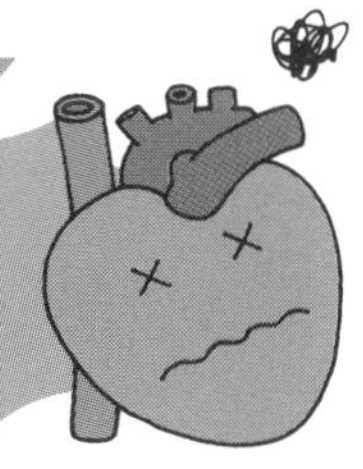

死し始め、壊死は徐々に広がり、およそ6時間で完了します。心筋梗塞の発症から早ければ早いほど、できれば3時間以内、遅くとも6時間以内に血流を再開できれば、心臓のダメージを最小限に抑えられます。ときに血栓が一部溶けて再び閉塞するようなことがあり、胸痛がより長時間にかけて強くなったり弱くなったりします。その場合は、最初の痛みの開始から12時間くらいたっていても積極的な治療をおこなうこともあります。

壊死した心筋は元通りに動かないので、壊死の範囲が大きいほど心機能も低下します。壊死した範囲が広すぎるとポンプ機能が大幅に低下し、全身に血液が行き届かなくなったり、体内の余分な水分が回収できなくなったりします。これが「心不全」の状態で、症状が急速に現れて悪化するものを「急性心不全」といいます。

心筋梗塞によって急性心不全が起こると、激しい呼吸困難、血痰、顔面蒼白などが急激に現れたり、血圧が低下して「ショック」という状態に陥ったりして、生命に危険が及びます。またその結果、ここでも心室細動のような危険な不整脈が起こりやすくなります。**急性心不全は発症から時間がたつほど起こりやすくなるので、早く入院することが重要なのです。**

3

薬物療法
——発作を鎮め、予防するために

Q29 狭心症の治療法には、どのような種類がありますか？

狭心症の治療法には、「薬物療法」「カテーテル治療」「バイパス手術」があります。

●**薬物療法**　発作を予防する薬を毎日使い、発作が起こったときは発作を鎮める薬を使います（→P80、P84）。ただし、薬で狭心症そのものが治るわけではありません。

●**カテーテル治療**　狭くなった冠動脈（かんどうみゃく）の内腔（ないくう）（血液の通り道）を広げる治療法で、ステントを留置したりプラークを削ったりするなど複数の方法があります（→P114）。胸を開かずにできるため、手術よりも患者さんの負担が軽いですが、手術と違って再発するおそれが残ります。

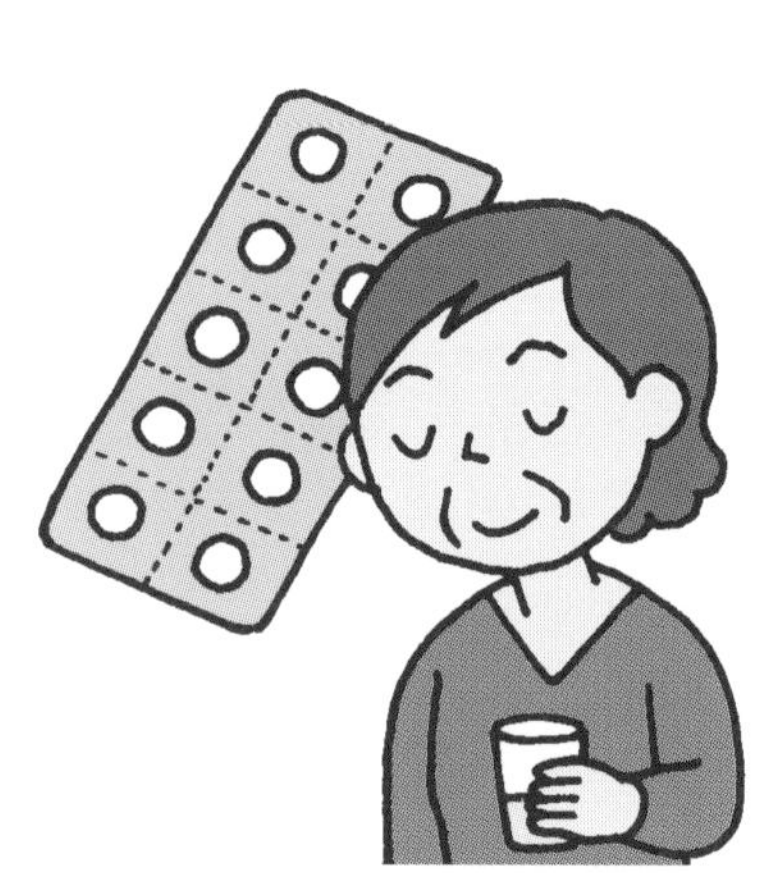

薬には、毎日使うものと、発作時だけ使うものがある

●**バイパス手術**　詰まった冠動脈を迂回するバイパス血管をつくります。狭心症の根治が望めますが、胸を開く手術なので、負担が最も大きくなります（→P122）。

これらのうち、どの治療法をおこなうかは、狭心症のタイプなどによって医師が検討し、患者さんと相談して決定します（→P78）。**多くの場合、まずは薬物療法が選ばれますが、病状によっては、すぐにカテーテル治療やバイパス手術を受けたほうがよい場合もあります。**医師の話をよく聞き、十分に理解して治療を進めましょう。

これらの治療法に加え、狭心症の大きな原因となる、動脈硬化を改善し、冠動脈のけいれんを防ぐことも重要です。

動脈硬化は、高血圧や糖尿病、脂質異常症などの生活習慣病や、肥満などがあると悪化するので、**生活習慣病の治療や肥満の改善**も同時におこないます。動脈硬化や生活習慣病、肥満の改善には、食事や運動などの自己管理が必要です（→P130）。自己管理で生活習慣病が改善しない場合は、血圧や血糖値を下げるためののみ薬も使って改善させます。

冠動脈のけいれんは、ストレスなどが原因とされます。また、**喫煙や大量飲酒、不眠、寒さといった、体に負担になるものを改善**します。

Q30

治療法は、どのように決まりますか？

狭心症の治療法には、薬物療法、カテーテル治療、バイパス手術という選択肢があります。どの治療法をおこなうかは、冠動脈（かんどうみゃく）の狭窄（きょうさく）の程度やプラークの状態、発作の起こり方や頻度などから、医師といっしょに相談しながら決めます。

冠動脈や心臓の細い血管がけいれんして起こるタイプの狭心症は、薬物療法が中心となります。細い血管がけいれんするタイプは、発作を鎮める薬が効きにくいのですが、心筋梗塞に移行する可能性も低いので、病状をみながら慎重に治療を進めます。

動脈硬化（どうみゃくこうか）が原因のタイプでは、基本的には左記のように治療法が決まり、病状に応じて見直されます。発作を鎮める薬の効きが悪くなったり発作が頻繁に起こったりする場合は、不安定狭心症とされます。不安定狭心症は心筋梗塞を起こす可能性が高いので、すぐに入院します。薬で治療しながら、カテーテル検査（→P51）を受け、カテーテル治療やバイパス手術が必要かどうかを判断されます。

動脈硬化による狭心症の治療の流れ

動脈硬化が原因の狭心症では、発作が安定しているかどうかや、冠動脈の狭窄の程度によって治療法が決まります。

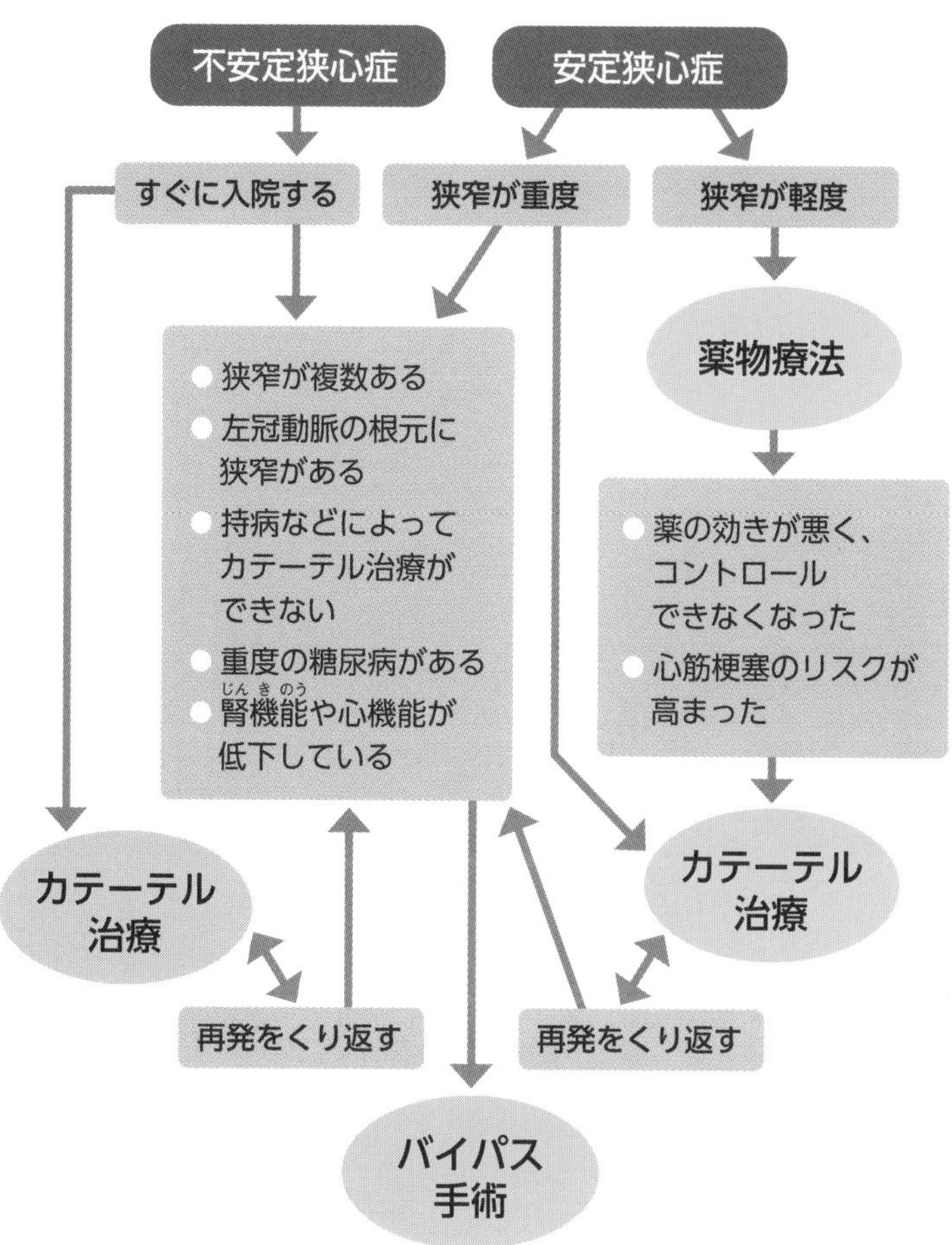

Q31 発作を予防する薬には、どのようなものがありますか？

発作は、血圧が急に上がったり、心拍数が増えたりして心臓に負担がかかると起こりやすくなります。そのため、血管を広げたり、血圧の上昇や心拍数を抑えて心臓の負担を軽くしたりする薬を使います。毎日指示どおりに使うことで、発作を起こりにくくします。次のような薬を主に使います（特筆しないものは、すべてのみ薬）。

●心臓の負担を軽くする薬

β遮断薬（アテノロール、ビソプロロール、メトプロロール、カルベジロールなど）

心臓が収縮して血圧と心拍数が上がるのを抑えます。心拍数が増えると、心筋がより酸素を必要として労作性狭心症を起こしやすくなるので、労作性狭心症の予防に有効です。慢性的な心不全の人は、少量を使うことで心臓の機能を改善する作用も知られています。副作用としてめまいや息切れ、だるさが現れることがあります。労作性狭心症や無症候性狭心症によく用いられますが、冠れん縮性狭心症には使えません。ぜんそくのある人は、ぜんそくを悪化させる可能性があるので、注意が必要です。

●血管を広げる薬

持続性硝酸薬（硝酸イソソルビド、ニトログリセリンなど）　あらゆるタイプの狭心症で使用可能です。発作時に発作を鎮める薬と同じ作用があり、冠動脈も広げますが、静脈を広げて心臓に戻ってくる血液量を減らすことによって心臓の負担を減らす作用も重要です。カプセルなどののみ薬だけでなく、テープ（貼付薬）や軟膏もあります。発作を鎮める薬とは違い、吸収に時間がかかるため即効性はありませんが、持続時間が半日程度と長くなっています。副作用として頭痛やめまいが起こることがあります。

ニコランジル（シグマート）　冠動脈などの動脈と静脈の両方を広げて血流を改善し、血管のけいれんを抑えて狭心症を起こりにくくする薬です。副作用として、動悸、顔の赤み、のぼせ、だるさ、脚のむくみ、めまいなどが起こることがあります。

カルシウム拮抗薬（アムロジピン、ジルチアゼム、ニフェジピン、ベラパミルなど）　血管の収縮を防ぐ作用があり、主に動脈を拡張させます。血圧も下げるので、高血圧の治療にも使われます。副作用は比較的少なめですが、ほてりやのぼせ、むくみ、動悸などが一時的に現れることがあります。狭心症のタイプにかかわらず広く使われ、とくに冠れん縮性狭心症や微小血管狭心症では、発作を鎮めるときによく効きます。

●動脈硬化や血栓を防ぐ薬

スタチン（クレストール、リバロ、リピトールなど）　主に動脈硬化が原因の狭心症や心筋梗塞後に使われます。この薬が使われるようになってから、心筋梗塞の頻度が減少傾向にあります。ＬＤＬコレステロールを減らす作用があり、動脈硬化を安定させ、悪化を防ぎます。まれですが副作用として、「横紋筋融解症」「肝機能障害」が起こることがあります。手足や肩などの筋肉が痛む、手足がしびれる、全身がだるい、尿が赤褐色になる、顔色が黄色になるといった症状が現れたら、医師にすぐ報告してください。

抗血栓薬　抗血小板薬と抗凝固薬という2種類があり、主に抗血小板薬（アスピリン、クロピドグレル、プラスグレルなど）が使われます。血小板の働きを抑え、血栓を防ぐ作用があります。動脈硬化が原因の狭心症で用いられるほか、カテーテル治療後に血栓を防ぐためにも使われます。不安定狭心症では抗凝固薬（ヘパリン）を点滴で用います。抗血栓薬の副作用には、出血の止まりにくさ、出血しやすさがあります。

狭心症を予防する薬

血流低下が起こる原因によって、使われる薬が大きく異なります。

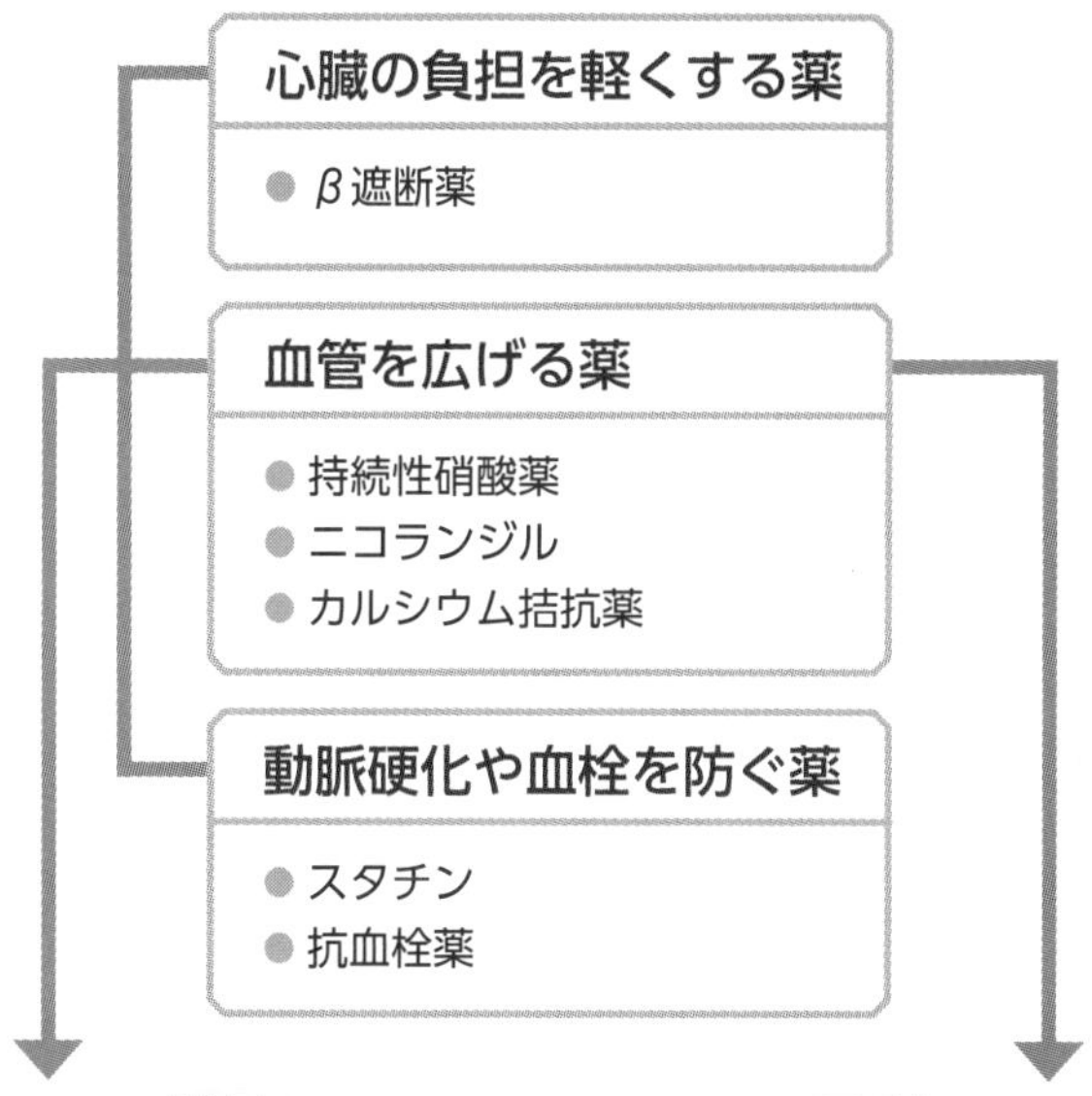

動脈硬化が原因のタイプで使う

動脈硬化が原因で、運動時に発作が起こる場合は、血管を広げる薬や心臓を保護する薬のほか、動脈硬化や血栓を防ぐ薬も使う

冠動脈がけいれんするタイプで使う

冠動脈のけいれんが原因の場合は、血管を広げる薬を使う。β遮断薬は、冠動脈のけいれんを悪化させるため使われない

Q32 ニトロとはどのような薬ですか？

一般的に**「ニトロ」と呼ばれる薬は発作時に使われる薬**です。どのタイプの狭心症でも、発作を鎮めるときにはニトロを使います。正式には「即効性硝酸薬」といい、「ニトログリセリン」と「硝酸イソソルビド」があります。発作を予防する持続性硝酸薬（→P81）と作用は同じですが、**ニトロは効果がすぐに現れ、30～60分で消えます。**

狭心症の発作は、冠動脈の血流が悪化し、心筋が酸素不足になることで起こります。つまり、冠動脈を広げて、速やかに血流を回復させなければなりません。硝酸薬の作用は3つあります。**1つめは冠動脈を広げて血流を回復させる作用、2つめが全身の血管を広げて血圧を下げ、心臓の負担を減らす作用、3つめが全身の静脈を広げて心臓に戻る血流量を抑えて、心臓の負担を減らす作用**です。

ニトロを使うと、1～3分で発作が鎮まります。効かなければもう1回追加し、もし3回使っても発作が治まらないときは、それ以上使わず、救急車を呼びます。

ニトロの働き

ニトロは、血管を広げる作用によって血流を改善させて、発作を治めます。

発作時は

▼労作性(ろうさせい)狭心症

▼安静時(あんせいじ)狭心症

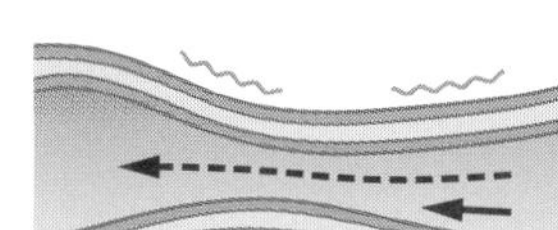

狭窄(きょうさく)があるため、運動などで多くの酸素が必要なのに、血流が悪くなり、心筋が酸素不足になる

けいれんによって冠動脈が部分的に狭くなって血流が悪化し、心筋が酸素不足になる

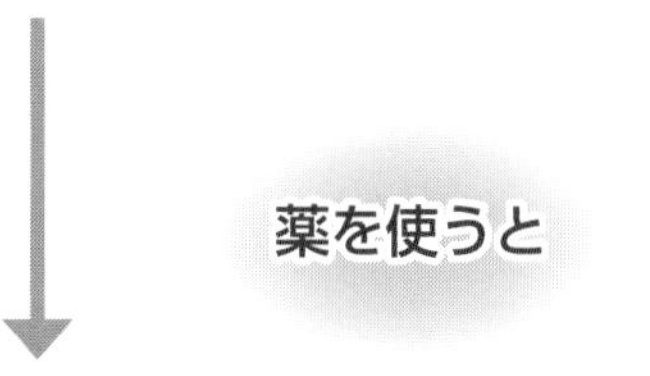

薬を使うと

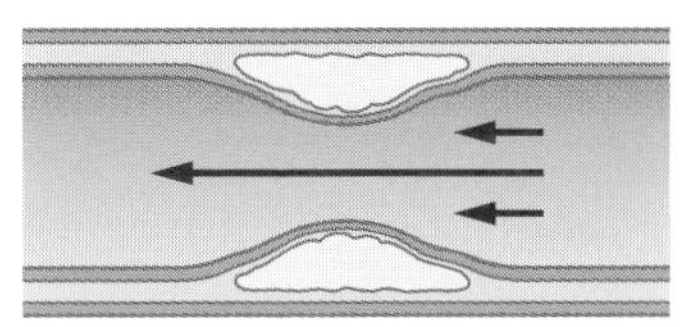

プラークそのものが消えるわけではないが、血管が広がって血流が回復する

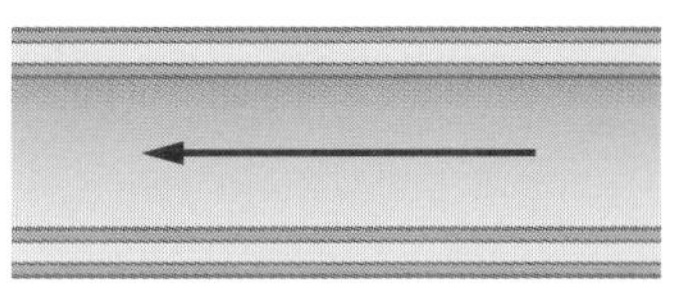

けいれんが解除されて血管が広がるため、血流が回復する

Q33 ニトロは、どうやって使いますか？

ニトロには舌下錠(ぜっかじょう)とスプレー薬があります。成分は同じですが、使い方が異なります。

舌下錠は、舌の下に入れて溶かしてのむ薬です。ニトログリセリンは、効果が約1分で現れ、約30分間続きます。硝酸(しょうさん)イソソルビドは、効果が2～3分で現れ、約60分間続きます。

スプレー薬は、舌の下に吹き付ける薬です。スプレー薬にもニト

▼舌下錠

舌下錠は飲み込んではダメ。舌の下に置き、溶かしながら口の粘膜から吸収させる。急ぐときは、大きめにかみ砕いてから舌の下へ置いて溶かす

主な薬

- ニトログリセリン（ニトログリセリン、ニトロペンなど）
- 硝酸イソソルビド（ニトロールなど）

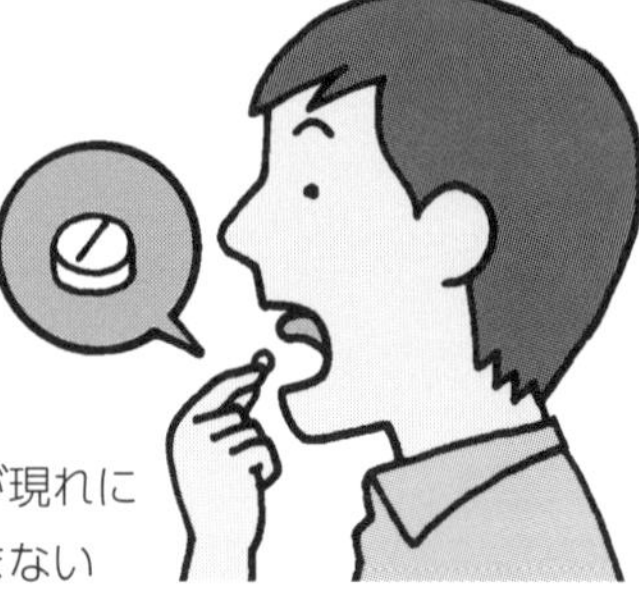

飲み込むと効果が現れにくいので飲み込まない

▼スプレー薬

口から 2cm ほど離して、息を止めて使う。容器は立てた状態で使わないと薬が出てこない。横になっているときは、上体を起こして使う

主な薬

- ニトログリセリン
（ミオコールスプレーなど）
- 硝酸イソソルビド
（ニトロールスプレーなど）

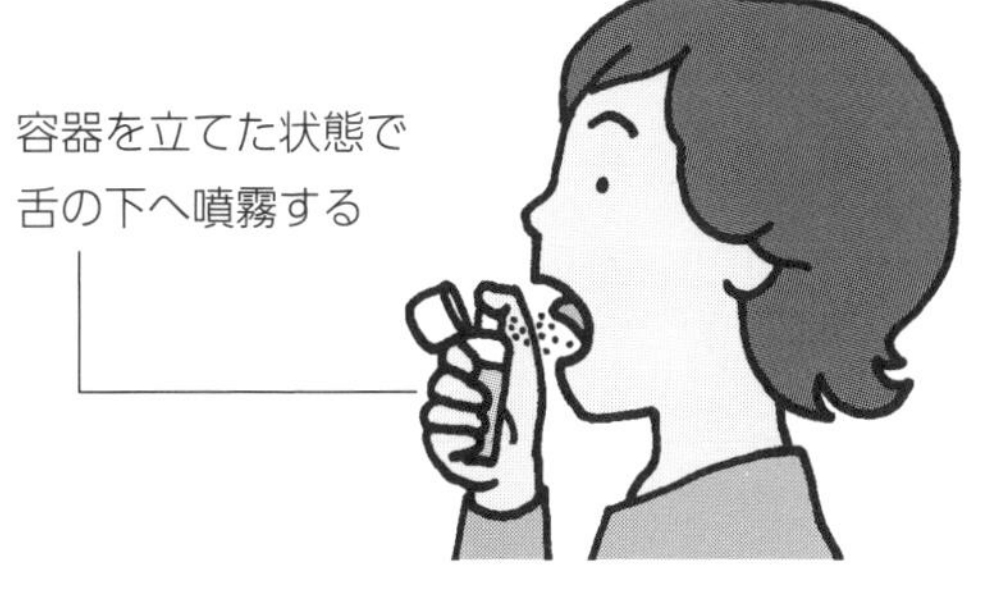

前回の使用から日数がたっているなら、1 回空噴霧してから使うとよい

ログリセリンと硝酸イソソルビドがあり、どちらも効果は約1分で現れ、約60分間持続します。スプレー薬は、開封したばかりの未使用の薬を使うとき、外に向けて複数回の空噴霧（からふんむ）が必要です。発作時は焦りがちなので、薬の開封時に空噴霧して、きちんと薬が出るかを確認するとよいでしょう。

舌下錠とスプレー薬はどちらも、副作用として頭痛やめまい、立ちくらみが起こることがあります。**できれば座ってからニトロを使用し、発作が治まるまで座って休みましょう。**

Q34 ニトロを使うときの注意点はありますか？

狭心症の発作が起こったときは、パニックにならずに落ち着いて対処することが大切ですが、慣れないうちはあわてがちです。しかし、狭心症の発作であれば、ほとんどは薬で治まります。落ち着いて対処するために、段取りをシミュレーションしておくとよいでしょう。まず胸の痛みや息苦しさなど発作の症状に気づいたら、左記の流れで身の安全を確保し、薬（ニトロ）を使います。

❶ **座れる場所へ移動する**　就寝中の場合はそのまま薬を使いますが、外出中などの場合、可能なら座れる場所に移ります。立ったまま薬を使うと転倒するおそれがあるためです。ただし、移動するときに発作が悪化するので、無理に移動する必要はありません。発作がひどく、わずかな移動も無理なら、その場に座るだけでもよいでしょう。余裕があれば、ネクタイやズボンのベルトなどをゆるめ、楽にします。先に薬を使ってからでもよいでしょう。

❷ **薬を使う**　ニトロの舌下錠（ぜっかじょう）やスプレー薬を正しい手順で使用します。薬を使うと血管が拡張し、めまいや立ちくらみがすることがあります。

❸ **発作が治まるまで安静にする**　薬の効果が現れ、発作が治まるまで座ったり横になったりして安静にします。ふらつきやめまいがひどい人は、横になるか、いすに座って頭を下げると楽になります。

ただし次の場合は、狭心症ではなく心筋梗塞の発作が疑われるので、ためらわずに救急車を呼びます。自分で連絡できなければ、周囲に助けを求めてください。

- **胸の痛みが15分以上続く**
- **吐き気がある**
- **冷や汗や脂汗が出るような痛みがある**
- **これまでに経験したことがない、がまんできない痛みがある**
- **ニトロを2～3回使っても効かない**

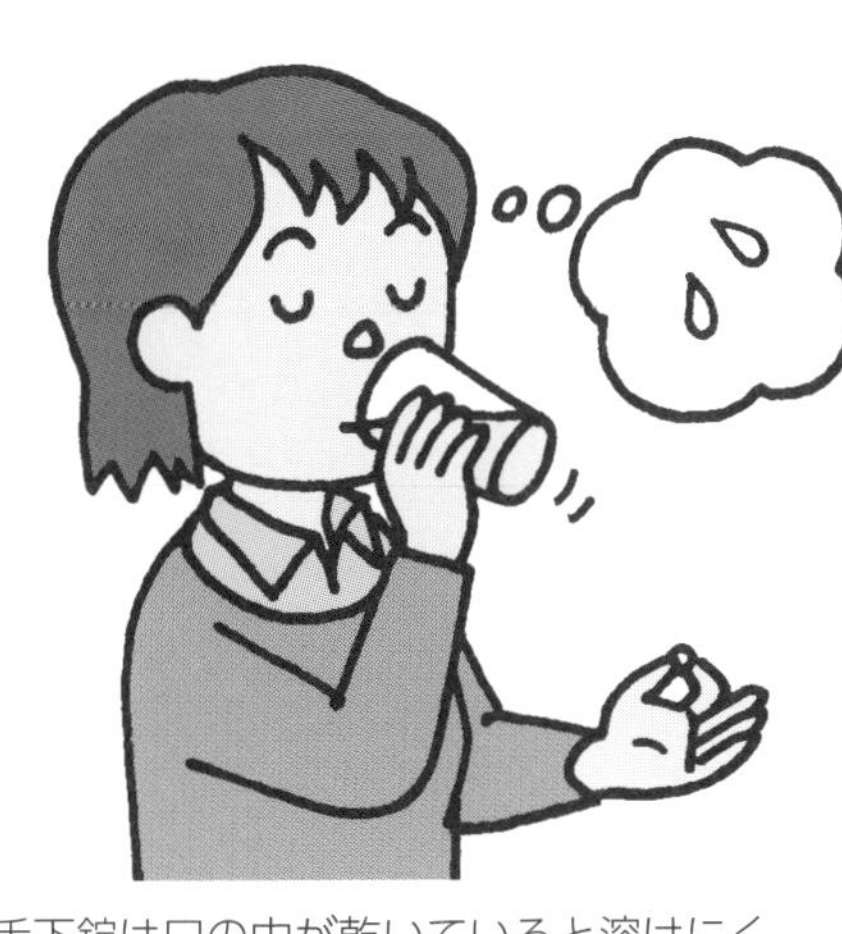

舌下錠は口の中が乾いていると溶けにくい。水で口を潤してから使うとよい

Q35 いろいろなニトロがありますが、違いは何ですか？

ニトログリセンには、テープや軟膏、水といっしょに飲み込む内服薬と、舌下錠やスプレー薬などがあります。効果は同じですが、効果の現れる速さや持続時間が違います。

テープや軟膏、内服薬は「持続性硝酸薬」といい、即効性はありませんが半日程度効きます。持続性硝酸薬はあくまで予防薬で、起こった発作を鎮める効果はありません。一方、舌下錠やスプレー薬は「即効性硝酸薬」といい、単に「ニトロ」というと一般的にはこちらを指すことが多いでしょう。使って3分以内に効果が現れ、30～60分程度で効果がなくなります。テープや軟膏を使っていても、舌下錠やスプレー薬は常に携帯する必要があります。

●使用回数の管理の違い　スプレー薬や軟膏以外は1つずつ使うので、薬の残量は個数でカウントします。スプレー薬は、使い始めの空噴霧を除いて100回噴霧できます。使用回数がわかるような表をつくり、使用するたびにチェックを記入します。その回数をみて、残りの量を自分で把握しておきます。どれも、薬を使い切る前に必ず受診し、薬が途切れることがないようにしてください。

●**発作を鎮める薬の違い**　スプレー薬のほうが舌下錠よりも効き目が早く現れ、高齢者など唾液が少ない人でも使いやすいという特徴があります。ただ、スプレー薬は携帯時にややかさばることと、噴霧回数を自分でチェックして、残りの量を常に把握する必要があることを面倒に感じる人もいます。それぞれ自分の使いやすいほうを選んでかまいません。

●**発作時の薬が効かないときの対応の違い**　舌下錠は、必ず1錠ずつ使用します。使用後5分経過しても効かないときは、もう1錠追加します。追加する場合も1錠ずつを守ってください。

スプレー薬は1回噴霧し、3分経過しても効かないときには、もう1回噴霧します。ただし、患者さんが意識を失って倒れているときに、第三者がスプレーを噴霧すると危険ですので、おこなってはいけません。

どちらも3回使っても効かないときは、救急車を手配してください。

Q36 ニトロを使いすぎて発作が悪化したり、効きにくくなったりしませんか?

ニトロは毎日使ったり、1日に複数回使ったりしても大丈夫です。薬の成分が体内に蓄積して副作用が出たり、狭心症の症状が悪化したり、ニトロが効きにくくなることもありません。

ニトロを使うとめまいや立ちくらみなどが起こることを、悪化だと思って心配している人もいるかもしれません。ニトロは心臓の冠動脈(かんどうみゃく)だけでなく、全身の血管を広げる作用があるため、副作用として血圧が下がりすぎてふらついたり、頭が痛くなったりするのです。**一度にたくさん使用すると副作用が起こりやすいため、必ず1錠ずつ(または1回ずつ)使いましょう。**ただ、薬を何度か使ううちに慣れてきて副作用が起こりにくくなるので、あまり心配しすぎる必要はありません。

薬が効きにくくなる原因のひとつに、使用期限が過ぎている場合があります。**薬は使用期限が過ぎると効果がなくなります。**パッケージに使用期限の年月日が表示されているので、定期的に確認し、使用期限が過ぎたものは使わないようにしましょう。**ニトロの使用回数が以前よりも増えたり、効きが悪かったりするときは、必ず受診してください。** 狭心症と診断されていて、発作時にニトロが効かない、あるいは効きがおもわしくないのは、狭心症が悪化しているおそれがあり非常に危険です。

一方、**発作時にニトロを使ってもあまり効かない狭心症があります。** 微小血管狭心症といい、冠動脈ではなく、心臓の比較的細い血管がけいれんすることが原因だと考えられています（→P44）。ただ、微小血管狭心症では、カルシウム拮抗薬(きっこうやく)で発作が軽減される人も多いようです。

もし、まだ狭心症の診断が確定しておらず、発作が起こったときに試験的にニトロを使っても無効なら、狭心症ではない可能性があります。必ず受診して、医師に報告してください。

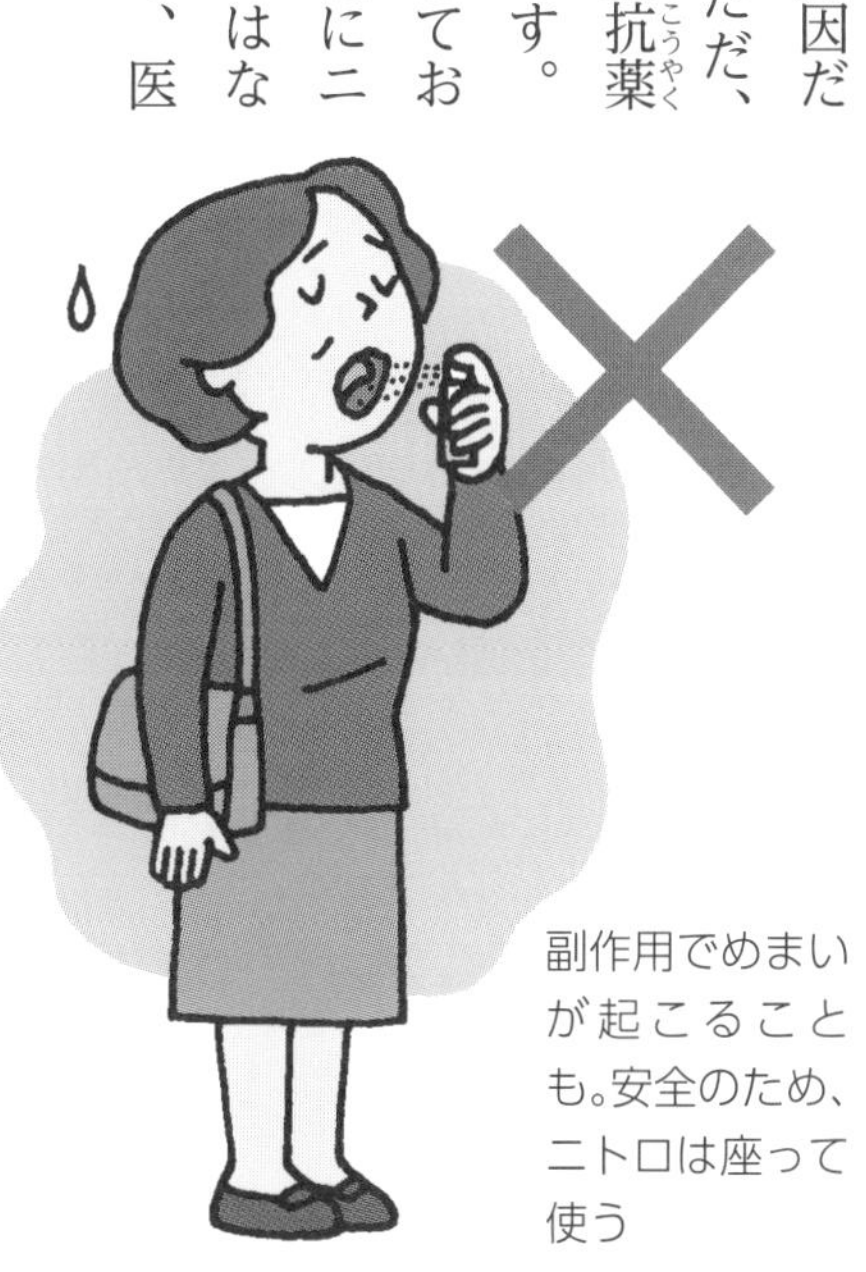
副作用でめまいが起こることも。安全のため、ニトロは座って使う

Q37 ニトロは、どのように管理したらよいですか？

「ニトロ」とは、一般的に発作を鎮める薬を指します。狭心症と診断されたら、いざというときのために、常に手に届くところに置いて、ニトロを管理しましょう。

● **自宅では各部屋に置く**　どこか1ヵ所でよいと思うかもしれませんが、**薬を取りに行く動作で発作が悪化するため、リビングや寝室の枕元など、すぐに手が届くところに置く必要があります。**ただし、薬の成分に影響するので、出窓や自動車の収納ボックスのような、直射日光が当たる場所や高温多湿になる場所は避けてください。洗面所、脱衣所、キッチンなど湿気の多い部屋に置くときは、湿気を避けるため、缶やビニールのパウチなど密封できる容器に入れて管理します。

地震などの災害時に備えて、非常用の持ち出し袋にも入れておきましょう。避難したとき、薬が手元になくて困ることがよくあります。こうした非常時ほど発作も起こりやすいので、予備の薬を持ち出し袋などに入れておくと安心です。

薬のありかは、家族にも教えておきましょう。また、患者さんの知らないうちに処分しないように伝えます。

● **外出時も常に携帯する** 外出時は、衣類のポケットだけでなく**カバンの中や、勤務先にも備えておきます。**ロケット式で中にニトロを入れて首からさげられるネックレスもあります。薬は湿気に弱いので、防水・防湿がしっかりできるものを選びましょう。バッグは入れる場所を決めておくと、発作のときにサッと取り出せます。衣類やバッグを替えるときに、薬も忘れずに移し替えましょう。

自宅用・持ち歩き用・勤務先用などと、あちこちに薬を保管していると、使用期限切れの薬が入ったままになっていることがあります。日付の古い薬は効きが悪くなっているので、発作が起こったときに役に立ちません。使用頻度にもよりますが、**定期的に薬をチェックし、古いものは入れ替えましょう。**

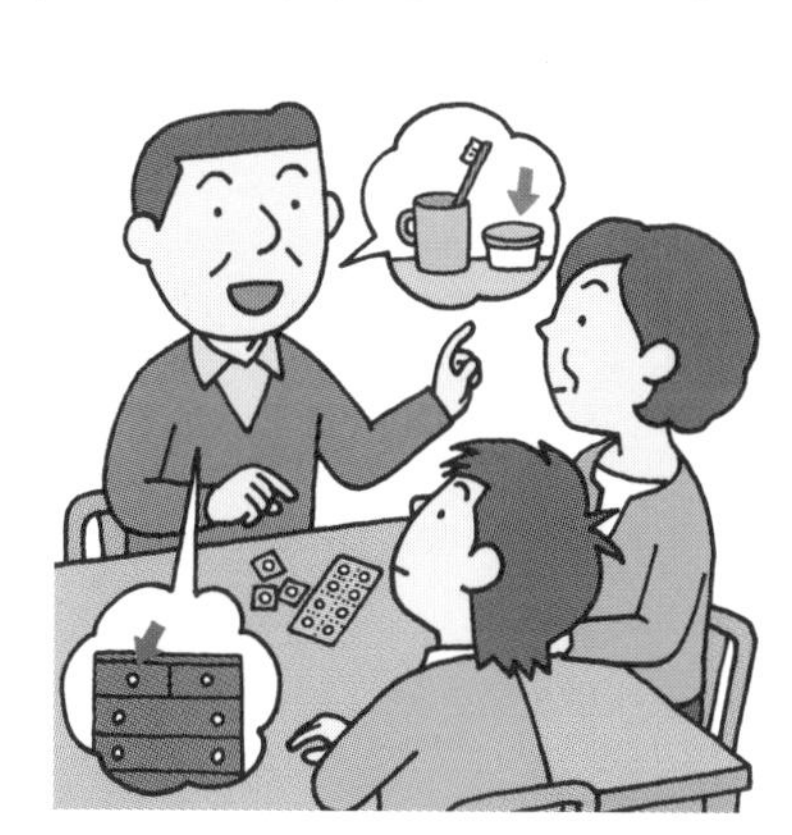

発作が起こったときに助けてもらえるように、家族に薬の場所を伝えておこう

Q38 発作を事前に察知して防ぐ方法はありますか？

まずは、自分の発作のパターンを知ることです。**発作を起こしたら、簡単なメモでよいので記録を残しておきましょう。**記録することで、どんなときに発作が起こりやすいのかがわかります。発作のパターンがわかったら、できるだけその状況を避けましょう。

しかし、仕事などの都合で発作が起こりやすい状況が避けられない場合もあるでしょう。そんなときは、**事前にニトロ（発作を鎮める薬）を使って発作をコントロール**します。ただし、これはあくまで予防策であり、無理をしないことが前提です。これまでと同じような生活パターンや仕事のやり方は心臓に負担をかけるので、できるだけ改善していきましょう（↓P130）。

また、発作が減ったときに、よくなったと過信しないことも重要です。動脈硬化(どうみゃくこうか)はそう簡単に軽減するものではありません。薬を増やしたり減らしたりするのは主治医の指導にしたがってください。

あらかじめ発作を鎮める薬を使う

発作を起こしやすい状況を知り、それが避けられない場合は、薬で発作をコントロールしましょう。

▼発作のメモの例

10月20日 夕方4時ごろ

● 状況……仕事のトラブル。先方との電話のやり取りでイライラし、カッとなってしまった。電話を切った直後に発作が起こった。

● 発作の程度……いつもとだいたい同じ。胸をギューッと押された感じがして、痛くなった。

● 薬の使用状況……ニトロ1錠で効いた。今月、今日までの使用数 計3錠。

記録をとると、発作が起こりやすい状況や、薬の使用状況がわかるので便利

繁忙期で動き回らなければいけない

大事なプレゼンがあり、緊張している

前もって舌下錠（ぜっかじょう）やスプレー薬を使う

発作が起こりそうな状況の少し前に、ニトロを使っておくと発作を予防できる

Q39 ニトロといっしょに使えない薬はありますか？

絶対に避けるべきなのが、ED（イーディー）（勃起不全（ぼっきふぜん））の治療薬です。バイアグラ®で知られるシルデナフィルをはじめ、バルデナフィル（レビトラ®など）、タダラフィル（シアリス®など）、リオシグアト（アデムパス®）は禁止です。これらの薬を使っているときは、ニトロと呼ばれる舌下錠（ぜっかじょう）とスプレー薬をはじめ、テープや軟膏（なんこう）もすべて使えません。急激に血圧が下がりすぎて危険なので併用しないでください。

高血圧で降圧薬を使う人も、血圧が下がってめまいを感じたらその場に座るなど、注意が必要です。

食事で、絶対に避けたほうがよいものはありません。ただし、飲酒によって血圧が下がりやすくなり、頭痛やめまい、立ちくらみが起こることがあります。**テープや軟膏の持続性硝酸薬（しょうさんやく）を使っているあいだは、お酒は控えたほうがよいでしょう。**

4

カテーテル治療、バイパス手術
——血流を確保

Q40 薬以外の治療が必要になるのはどんなときですか？

薬以外の治療にはカテーテル治療やバイパス手術があります。**主な対象は心筋梗塞と動脈硬化が原因の狭心症で、冠動脈のけいれんが原因の狭心症では通常おこなわれません。**動脈硬化による狭心症では、動脈硬化が悪化して、冠動脈がさらに狭くなったり、新たな部位に狭窄が発生したりすることもあります。心筋梗塞を起こすと心臓の機能が低下して命の危険があるので、**心筋梗塞に移行する前にカテーテル治療やバイパス手術を検討**します。

●**安定狭心症の場合**　安定狭心症（↓P37）では、**発作の頻度が増えた、症状が強くなったなど、以前より悪化したときや薬で発作をコントロールするのが難しくなったときは、薬以外の治療を検討します。**一方、ふだんあまり外出しない人などでは、無症状でも動脈硬化が進行している場合があります。治療は胸痛を防ぐためだけでなく、長生きができるように冠動脈の状態を改善するためだと理解しましょう。

まず心電図検査や血液検査で、心臓の状態を調べます。さらに、冠動脈造影CT検査やカテーテル検査を受けて、狭窄の部位や数、程度を調べます（→P51）。とくにカテーテル検査は欠かせません。検査の結果をもとに、カテーテル治療やバイパス手術が必要か、必要ならどちらが適しているか、などを医師とともに検討します。

●**不安定狭心症の場合**　**以前より薬の効きが悪くなってきたときや、安静時にも発作が起こるとき**は、不安定狭心症（→P40）の可能性があります。不安定狭心症は心筋梗塞を起こしやすい状態なので、すぐに入院して点滴薬などで心筋梗塞を予防します。また**カテーテル検査を受け、カテーテル治療が必要と判断されたらそのまま治療に移行します**。カテーテル治療が難しい場合は、バイパス手術をおこないます。

カテーテル治療とバイパス手術は、体への負担やリスクがある治療法ですが、治療を受ければ、発作の苦痛から解放されるのはメリットです。**治療を受ける前に医師から説明を受け、患者さんや家族が納得したうえで、治療を受けることに同意する必要があります**。これを「インフォームドコンセント（医療機関からの説明と患者側の同意）」といい、同意書への署名が必要です。医師の話をよく聞き、メリットとデメリットを理解して、治療を受けるかどうか考えましょう。

Q41 心筋梗塞の疑いで病院に運ばれたあとのことを教えてください

救急車で医療機関に到着したらすぐに問診や診察を受けます。心臓に問題がありそうだと絞り込まれたら、検査や治療が同時に進められ、心筋梗塞かどうかを突き止めます。

●検査で心筋梗塞かどうか確認する　まずは心電図検査や心臓超音波検査、血液検査などの検査を受けます。心筋梗塞は、心電図検査の波形などに異常が現れるのですぐにわかります。

ほかの病気と区別するために胸部エックス線検査、冠動脈（かんどうみゃく）造影CT検査、心筋シンチグラフィー（心筋シンチ）、造影MRI検査で冠動脈や心臓をくわしく調べることもあります。MRI検査は、冠動脈を調べるには不向きですが、

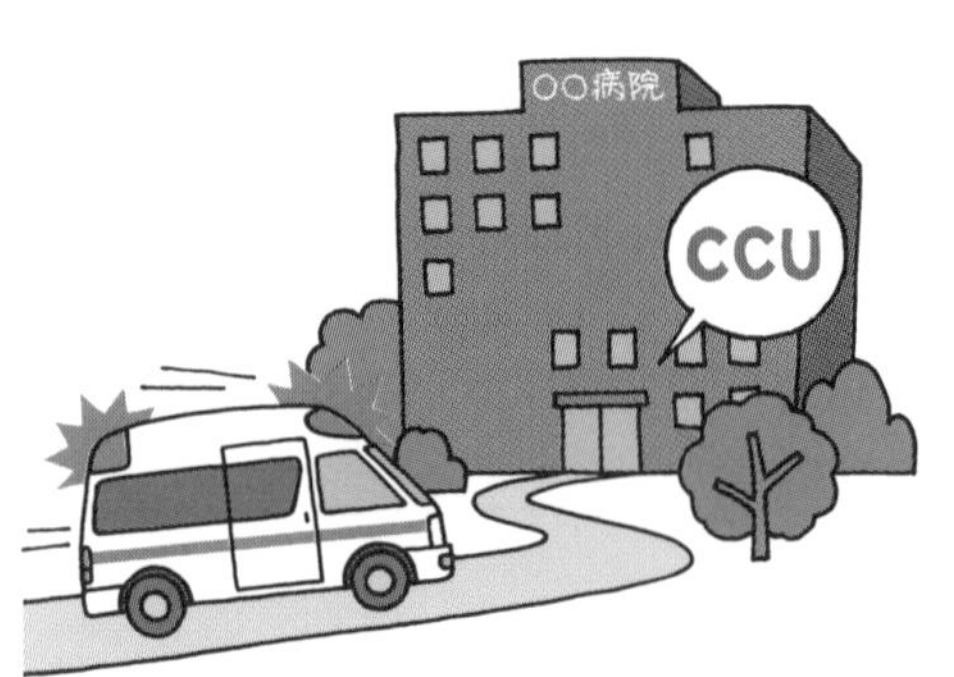

心筋梗塞は緊急性が高い。必ず救急車を呼びCCU（→P105）のある医療機関を受診する

心筋梗塞を起こした場合は、造影剤を使って撮影することで心筋梗塞の場所や広さを診断できます。ただしＭＲＩ検査や心筋シンチは撮影に時間がかかるので、体の状態が安定する「安定期」におこなうのが一般的で、発症直後の「急性期」はカテーテルによる検査や治療が優先されます。

●カテーテルによる検査と治療を同時におこなうことも

心電図検査などの結果から心筋梗塞だとわかったら、カテーテル検査が必要です。患者さん本人や家族の同意が得られたら、カテーテル検査で冠動脈の血流を調べます。心筋梗塞の部位に一致した冠動脈に血栓が詰まっていることが確認されたら、それが原因だと確定診断されます。

確定診断と同時に、カテーテル治療ができるかどうかも判断され、治療可能ならそのまま治療を始めます。近年はカテーテルでステントを入れる方法（→P114）が一般的です。点滴薬で血栓を溶かす治療法もありますが、カテーテル治療が優先されます。カテーテル治療が難しい場合は緊急でバイパス手術をおこなうこともあります。これらの血流を再開させる治療を「再灌流療法」といいます。

心筋梗塞の発症から3時間以内に治療を始めるのがベストですが、遅くとも6時間以内に血流を再開できれば、心臓のダメージを最小限に抑えられます。発症から12時間以上たっている場合は安定期に入っている可能性が高いので、原則として急性期のカテーテル治療はおこなわれません。しかし近年、12時間以上でも胸痛が持続したり心不全が悪化したりするときには、カテーテル治療で、危険な不整脈を抑えたり治療後の生活をよくしたりすることがわかってきました。発症後12時間以降の場合は、カテーテル治療が可能かどうか慎重に判断されます。

●不整脈などを起こしたときは

心室細動（しんしつさいどう）などの不整脈を起こしたら、除細動器（じょさいどうき）（電気ショック）で治療します。また房室ブロックといって、心臓内の電気伝達が著しく悪化して脈が極端に遅くなったときには、人工的に電気を伝えるペースメーカーを一時的に使うこともあります。ショック状態や心不全のときは、大動脈バルーンパンピングという方法で、心臓の機能を助ける治療をおこないます。

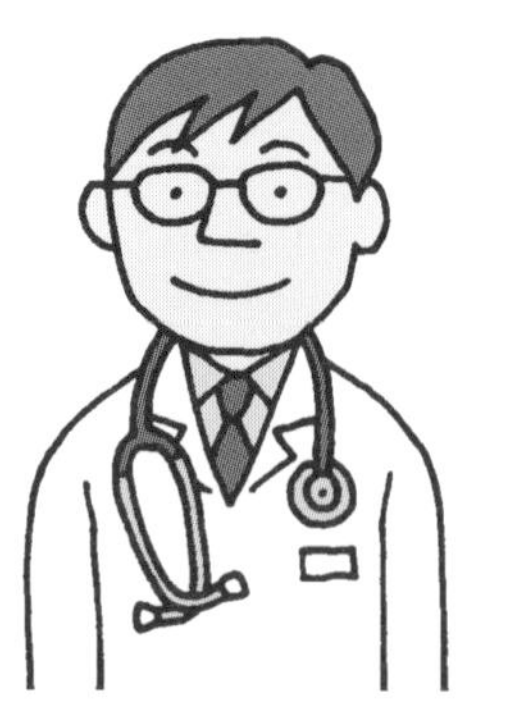

カテーテル治療は循環器内科医が専門。ふだんは主に薬で治療する

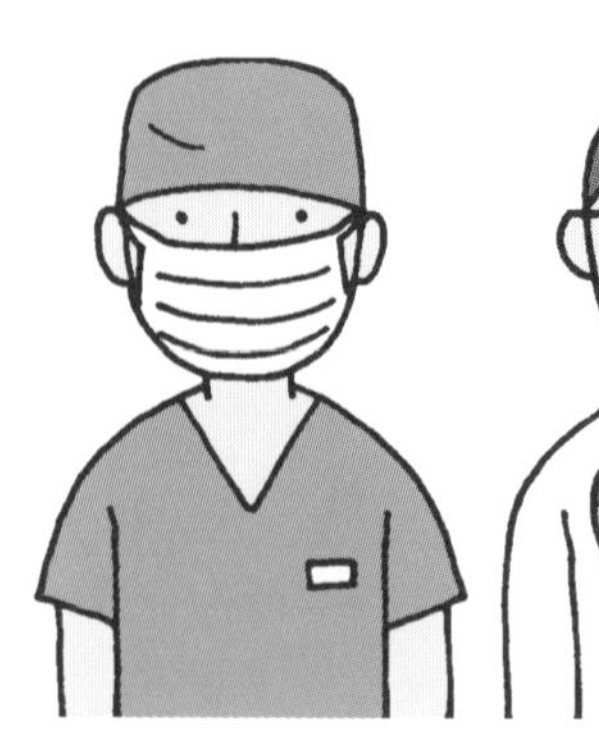

心臓や冠動脈などの手術が必要になった場合は、心臓血管外科医が治療する

Q42 心筋梗塞の治療は、どの医療機関でも受けられますか？

心筋梗塞の治療は専門的な設備や知識が必要なので、どこの医療機関でも受けられるわけではありません。**ＣＣＵ（冠疾患集中治療室）という循環器専門の集中治療室がある医療機関を、救急で受診する**必要があります。ＣＣＵは24時間３６５日体制で心電図や血圧、酸素濃度などをモニターし、心室細動が現れたときの電気ショックや心不全の治療が受けられます。狭心症の人は心筋梗塞に移行するリスクを考え、いざというときのために最寄りのＣＣＵがある医療機関を調べておきましょう。医療機関側の受け入れ事情にもよりますが、いざというときに連絡できます。

治療法はカテーテル治療が最優先で選ばれますが、医療機関によってはすぐに受けられないときがあります。心筋梗塞の治療は時間との勝負なので、その場合は**血栓を溶かす薬（血栓溶解剤）を静脈から注射し、血栓を溶かして血流を再開させることもあります。その後、カテーテル治療ができる医療機関へ再搬送されるのが一般的**です。

Q43 カテーテル治療とバイパス手術は、どちらがよく選ばれますか？

狭心症と心筋梗塞で**多くおこなわれているのは、カテーテル治療**（↓P114）です。カテーテル治療は近年非常に進歩し、胸を切り開かずに治療ができて成功率も高く、患者さんの負担も軽い治療法です。そのため、**薬以外の治療が必要になった場合、まずはカテーテル治療から検討**します。ただ、狭窄（きょうさく）の位置や数によっては治療が難しいので、バイパス手術を検討します。また治療後に冠動脈（かんどうみゃく）が再狭窄を起こして狭心症が再発することがあり、再発をくり返す場合も手術を検討します。

バイパス手術（↓P122）は、カテーテル治療に比べて再発が少なく、根治が見込めます。ただし、カテーテル治療よりも体への負担は大きく、以前バイパス手術を受けたことがある人は、ほとんどの場合、再度手術が受けられません。そのため、**カテーテル治療が受けられない場合の最終手段として検討することが多く**なっています。

▼カテーテル治療とバイパス手術の件数

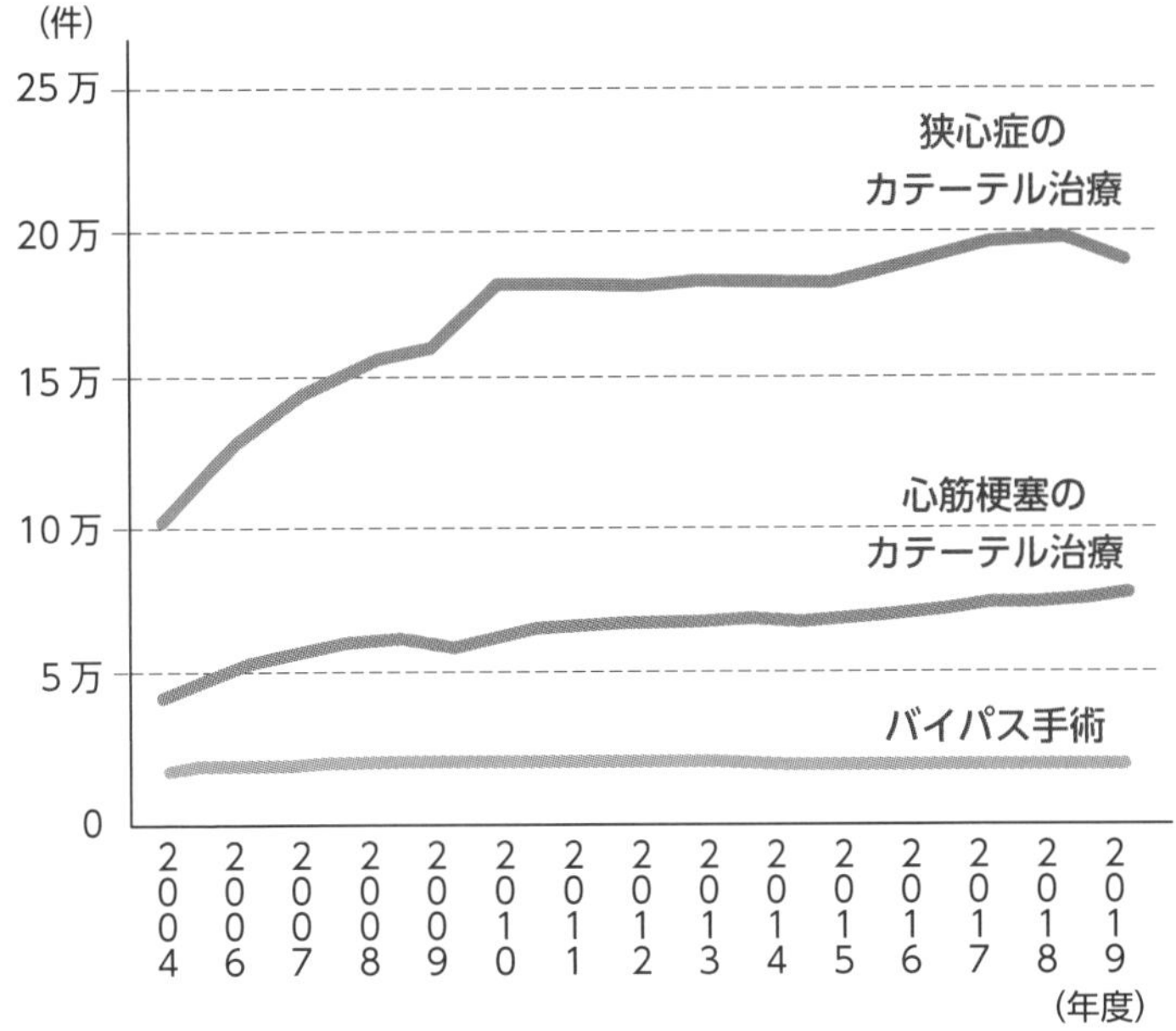

(件)
25万
20万
15万
10万
5万
0

狭心症のカテーテル治療
心筋梗塞のカテーテル治療
バイパス手術

2004 2006 2007 2008 2009 2010 2011 2012 2013 2014 2015 2016 2017 2018 2019
(年度)

(日本循環器学会、循環器疾患診療実態調査を元に作成)

狭心症のうちに、カテーテル治療を受ける人が徐々に増加。近年は、全国で19万人以上の人が狭心症のカテーテル治療を受けている

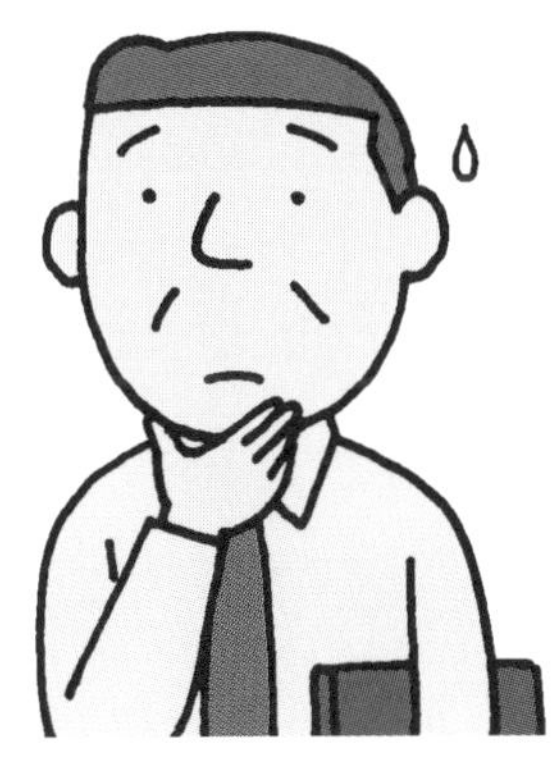

狭心症や心筋梗塞を防げるメリットと、治療を受けるリスクを天秤にかけて考える

Q44 カテーテル治療かバイパス手術かは、どのように決めますか？

薬以外の治療が必要になったら、まずはカテーテル治療（↓P114）**が検討されます。**緊急性や全身の状態にもよりますが、一般的にはタイプや病状によって、医師と相談しながら決めていきます。狭心症の場合は左記のとおりです。

● **安定狭心症の場合**　安定狭心症では薬物療法が中心ですが、カテーテル治療が進歩したため、以前より多くの人がカテーテル治療を受けています。**発作の頻度が増える、症状が強くなるなど以前より悪化したときや、客観的に見て虚血（きょけつ）**（↓P28）**が起こりやすくなっているときには、カテーテル治療に踏み切ります。**

ただし、**冠動脈（かんどうみゃく）の根元に狭窄（きょうさく）がある場合や複数の冠動脈に病変がある場合にはカテーテル治療が難しいため、バイパス手術**（↓P122）**を検討します。**

● **不安定狭心症の場合**　不安定狭心症は、いつプラークが破裂して心筋梗塞の発作が起こるかわからないので、狭窄の程度に関係なく診断後早々にカテーテル治療やバイパス手術に踏み切ることになります。**不安定狭心症も、まずはカテーテル治療を検討します。ただし、「狭窄が複数ある」「カテーテル治療がしにくい部位（冠動脈の根元や分岐部など）に狭窄がある」「左冠動脈の根元に狭窄がある」「高度の心機能低下がある」「重度の糖尿病や腎臓病がある」といった場合はすぐにでもバイパス手術を考えます。**冠動脈のうち、左冠動脈は途中で2本に分かれています（→P27）。左冠動脈の根元に狭窄があると、その先の2本の血管まで血流不足になるため、バイパス手術が必要になります。

またカテーテル治療で必要な造影剤は、腎臓などの臓器に負担をかけます。重度の腎臓病などがある場合は、なるべく薬での治療を強化してしのぐか、人工透析療法が必要になることを覚悟のうえでカテーテル治療を受けるか、あるいはバイパス手術を選択することになります。

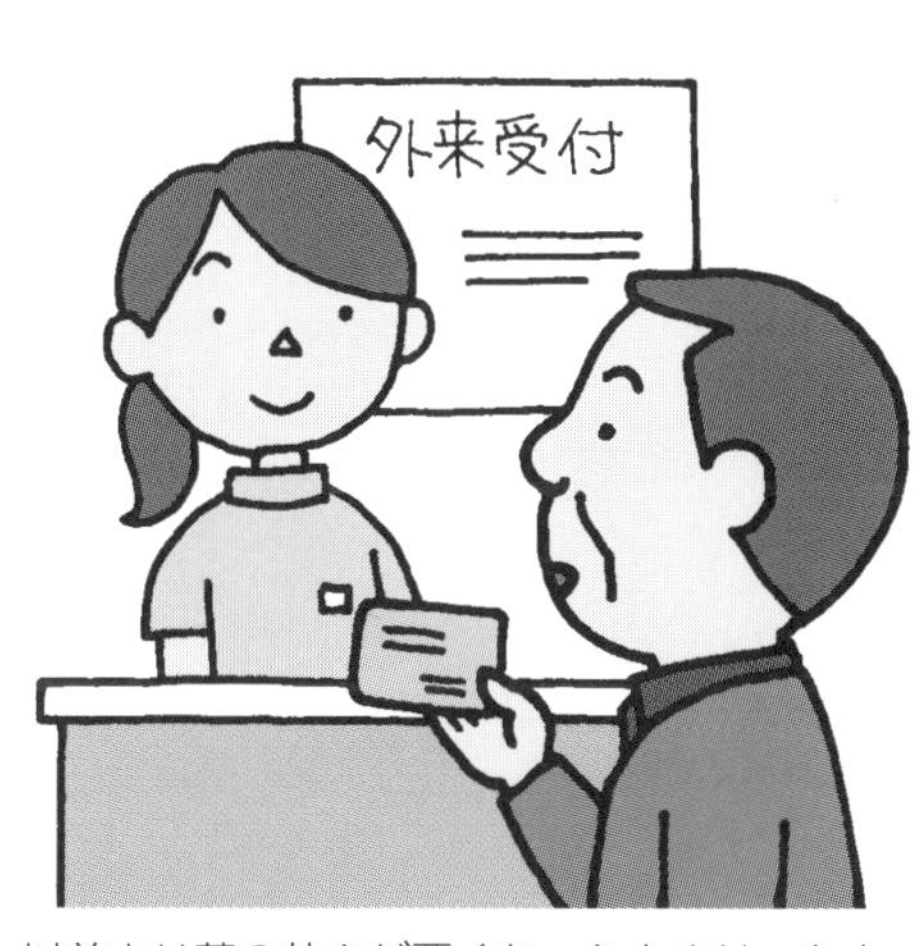

以前より薬の効きが悪くなったときは、たとえ発作が治まっても一度受診しておく

Q45 カテーテル治療やバイパス手術を受けたら、ニトロは不要ですか？

カテーテル治療やバイパス手術のあとも、念のためニトロという発作を鎮める薬は携帯します。カテーテル治療やバイパス手術を受けることで、狭心症や心筋梗塞の発作が起こらなくなり根治が望めますが、再狭窄（さいきょうさく）したり別の部位の狭窄が起こったりする可能性があるためです。

術後もかかりつけ医や主治医を定期的に受診して経過を観察し、安全のためにニトロを常に携帯しましょう。そして、**再び狭心症の発作が疑われる症状が現れたら、必ずニトロを使ってください。**

再狭窄するかどうかは、治療後の生活習慣の改善状況や生活習慣病の管理状況にもよります。治療後、生涯再狭窄しない人もいれば、残念ながら数ヵ月や数年で再狭窄してしまう人もいます。再狭窄を起こさないためにも、動脈硬化（どうみゃくこうか）の原因となった生活習慣病などの治療のためにも、服薬や生活習慣の改善は引き続き必要です（→P130）。

Q46 カテーテル治療は、どの医療機関でも受けられますか？

カテーテル治療そのものができる医療機関は、限られているのが現状です。細い血管にさらに細いカテーテルを挿入して操作をしなければならないため、とても繊細かつ高度な技術が必要です。医療機関にも十分な設備がないとできません。

医療機関の多い都市部ではカテーテル治療ができる病院も比較的多いのですが、地方では救急搬送された病院でカテーテル治療ができないこともあります。狭心症と診断されており、カテーテル治療が必要になる可能性があるなら、どこの病院でカテーテル治療が受けられるのか主治医に相談しておくと安心でしょう。

カテーテル治療は循環器内科医がおこないますが、冠動脈(かんどうみゃく)の状態によっては途中でカテーテルが入らなくなったり、まれに冠動脈が破れたりして緊急に外科手術が必要になることがあります。最近では、カテーテル治療をおこなう際には緊急事態に備え、心臓血管外科医が待機する体制をとっている病院も少なくありません。

Q47 カテーテルとは何ですか？ 体のどこから入れるのですか？

カテーテルは直径2ミリ程度の非常に細い管で、管の先から検査薬や治療器具を出すことができます。カテーテルを冠動脈まで到達させ、狭窄部や血栓が詰まった部分を検査したり治療したりします。検査と治療を同時におこなうこともできます。**カテーテルを血管に入れる場所は、手首の橈骨動脈や、太もものつけ根の大腿動脈などです。**近年は手首が主に選ばれます。

まず局所麻酔をして、カテーテルを入れるための針を刺します。針の穴からカテーテルを動脈に挿入し、血管の中を通して心臓の冠動脈まで到達させます。カテーテルを通じて造影剤を注入し、エックス線で撮影して狭窄部や血栓が詰まっている部分を確認します。その状態で治療を進めます。**治療時間は30分程度から、病変が複雑な場合には数時間に及ぶこともあります。入院期間は3～5日程度**です。太もものつけ根から入れた場合は1日絶対安静ですが、手首から入れた場合は歩くことができます。

カテーテルを入れる場所

カテーテル治療は局所麻酔ですみ、痛みはほとんどありません。

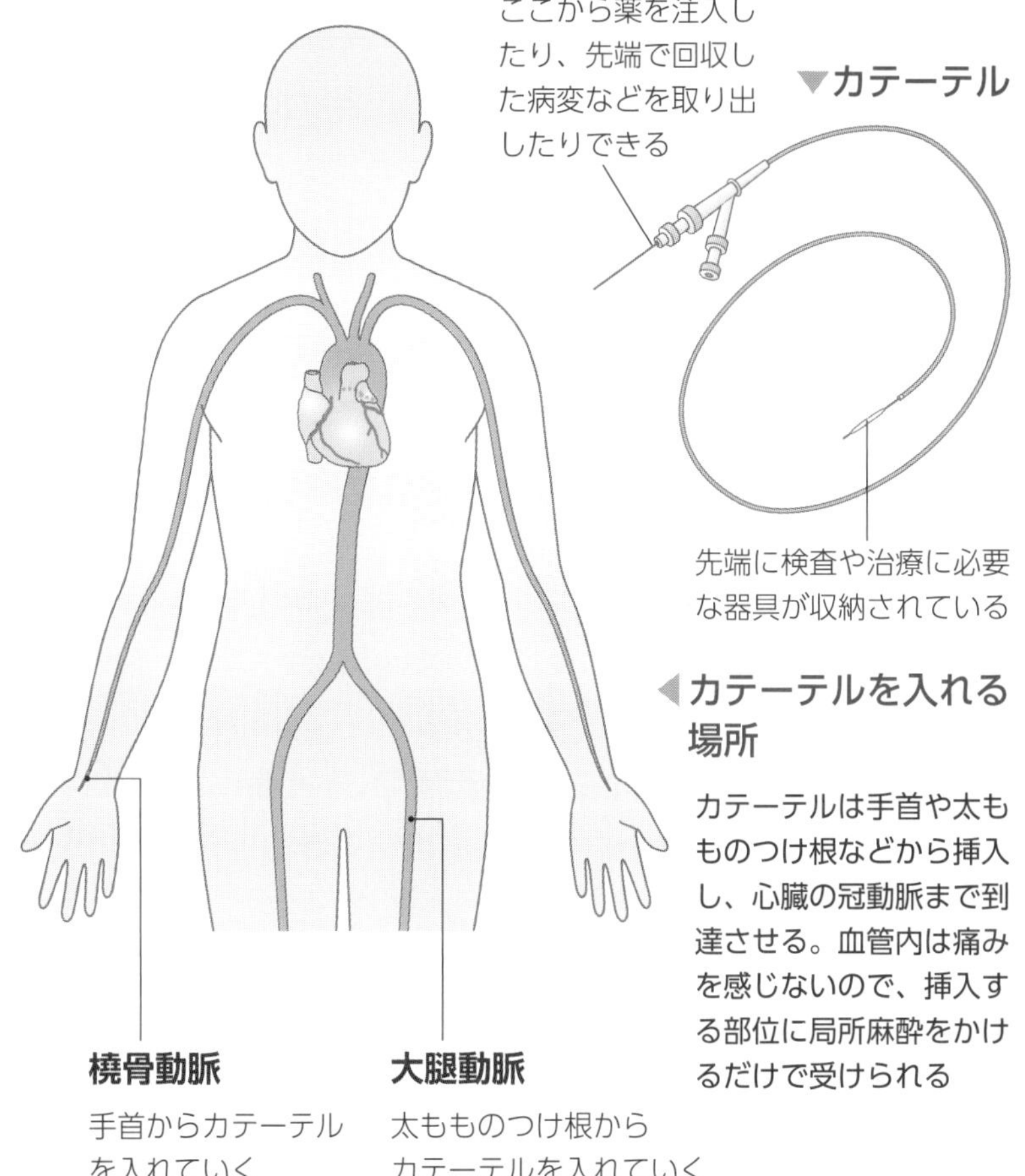

◀カテーテルを入れる場所

カテーテルは手首や太ももものつけ根などから挿入し、心臓の冠動脈まで到達させる。血管内は痛みを感じないので、挿入する部位に局所麻酔をかけるだけで受けられる

Q48 カテーテル治療でよくおこなわれている方法は何ですか？

カテーテル治療は、カテーテル検査（→P51）と同じ要領で進めます。バイパス手術のように全身麻酔で胸を開いておこなう手術ではないため、患者さんの負担が少なく治療後の回復も早いのです。カテーテル治療には複数の方法があり、カテーテルを冠動脈（かんどうみゃく）まで送り込み、カテーテルの先からステントなどの器具を出して治療します。

●**従来の方法**　バルーンという風船のような器具だけで狭窄を広げる方法です。冠動脈の狭窄部分や詰まっている部分でバルーンをふくらませ、血栓やプラークを血管壁に押しつけ、血管内腔を広げて血流を再開させます。この方法は、約95パーセントの成功率で冠動脈の詰まりや狭窄を改善しますが、冠動脈を広げたままの状態を長期間維持できないという欠点があります。現在はバルーン単独で治療することは少なく、おこなわれる場合は冠動脈から枝分かれした血管など細い血管が主な対象です。

●**現在の主流はステントを留置する方法**　冠動脈の狭くなった部分に、金属製の「ス

ステントを留置する方法

カテーテルの先端についた、ステントとバルーン（風船）を利用して治療をおこないます。

❶

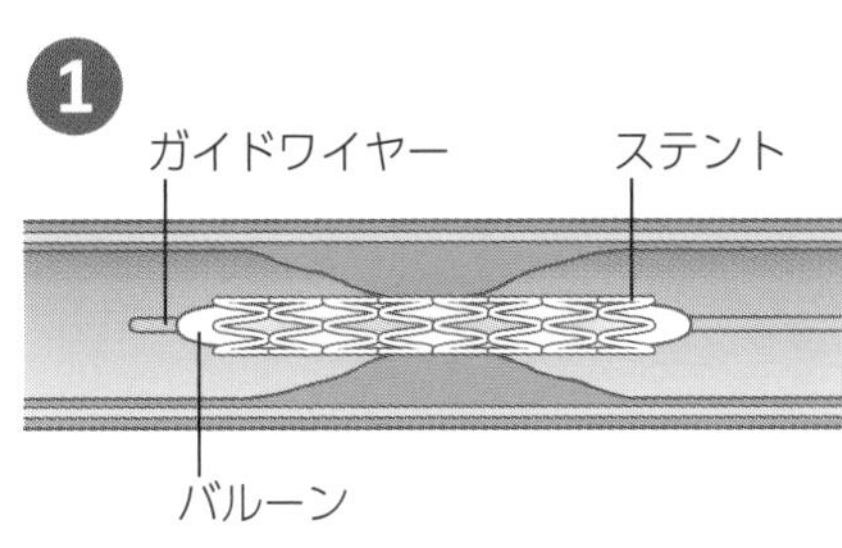

ステントを挿入する

バルーンの上にステントをかぶせ、カテーテルをガイドワイヤーに沿って冠動脈の狭くなっている部分まで送り込む

❷

ステントを広げる

バルーンをふくらませ、プラークを血管壁に押しつけて内腔(ないくう)(血液の通り道)を広げ、同時にステントも広げる

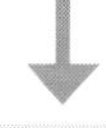

❸

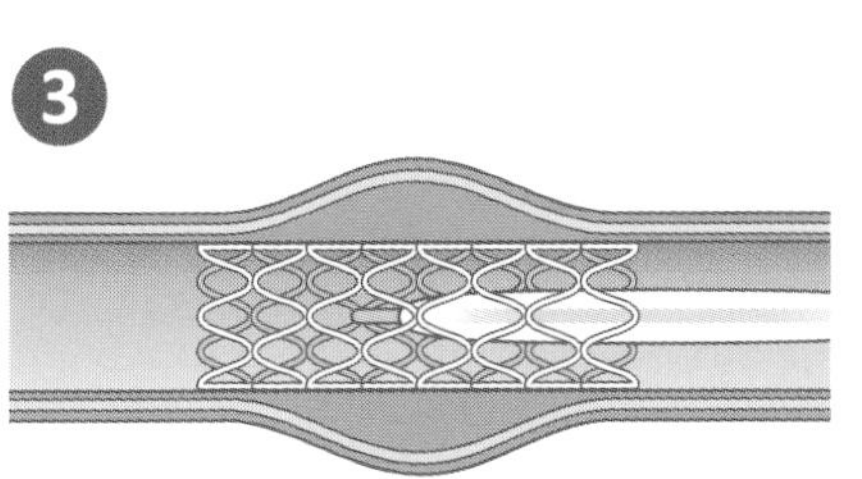

バルーンを回収する

ステントが広がって血管を広げて支えていることを確認したら、バルーンをしぼませてカテーテルを抜き取って回収する

▼ステント血栓とは

ステントは金属製なので、体に異物とみなされ、排除しようとして血栓ができる。ステント血栓といい、ステント内の再狭窄などの原因になる

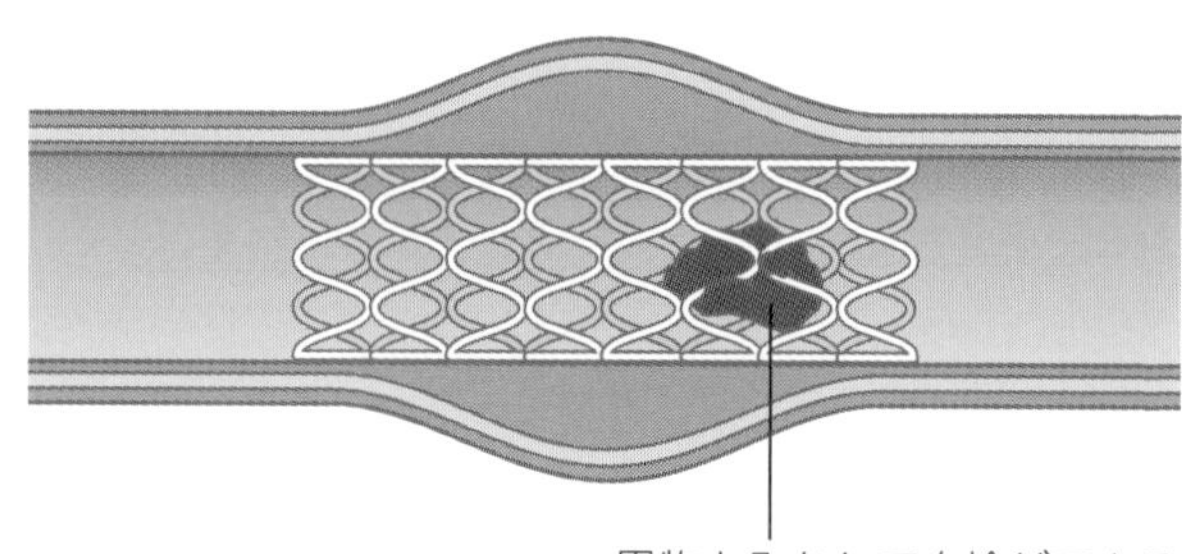

テント」という器具を留置して広げる方法が、現在最もよくおこなわれています。

　ステントは、ステンレススチールやコバルト合金などの金属でできていて、網目状の小さな筒のような形をしています。従来の金属性の「ベアメタルステント」と、再狭窄を防ぐ作用のある薬が溶け出す「薬剤溶出性ステント（DES）」の2種類があります。それぞれメリットとデメリットがありますが、**現在はDESが多く使われています**。DESの場合、再狭窄のリスクは10パーセント以下です。

　ステント自体には害はありませんが、留置することで血栓ができやすくなります。これを「**ステント血栓**」といい、ステント

の内部に再狭窄を起こしたり、はがれた血栓が別の血管を詰まらせたりする原因になります。**ステント血栓を予防するために、まず複数の抗血小板薬（こうけっしょうばんやく）を一定期間服用します。**ベアメタルステントは治療後2～4週間程度、DESは数ヵ月から1年程度です。**その後は、どちらのステントでも1種類をのみ続けます。**

現在も新しいステントの開発が進んでいます。近年開発されたもののひとつが、「生体吸収性スキャフォールド」という溶けるステントです。冠動脈に留置すると、血管を広げて支える役割を数年程度果たしたあと、やがて分解・吸収されます。ただ残念ことに、ステント血栓が多いことがわかったため、まだ実用化されていませんが、現在も改良が進められています。

●新しいバルーンを使う方法が登場　ステント内が血栓で再狭窄したときなどのために、新しいバルーンで治療する方法もあります。「薬剤コーティングバルーン」といって、バルーンの表面に、狭窄を防ぐ作用のある薬を塗った器具です。再狭窄部でこのバルーンを拡張させて、狭窄した部分に薬を付着させます。ステント留置後の再狭窄や3ミリ以下の血管の狭窄に対する治療として、保険適用されています。

Q49 ステントが使えないときの別の方法はありますか？

カテーテル治療で、従来からよくおこなわれているのは114ページのようなステントやバルーンを使った方法です。しかし、ステントやバルーンだけでは治療できない場合もあり、そうした人のために新しい器具が開発されています。それが、**ドリルやカッター、レーザーを使う方法**です。

これらは従来のカテーテル治療が難しかった人も、カテーテル治療が受けられるというメリットがある一方、器具が血管を傷つけるリスクがあるため、医師の非常に高度な技術が必要です。**どこの病院でも受けられる治療ではなく、カテーテル治療の症例数や成功率などの基準を満たしている医療機関に限られています。**もし、これらの治療をすすめられたときは医師の説明をよく聞いて、十分に納得したうえで受けるようにしましょう。

● ドリルを使う方法

動脈硬化が進むと「石灰化」といって、プラークに血液中のカ

▼ロータブレーター®とは

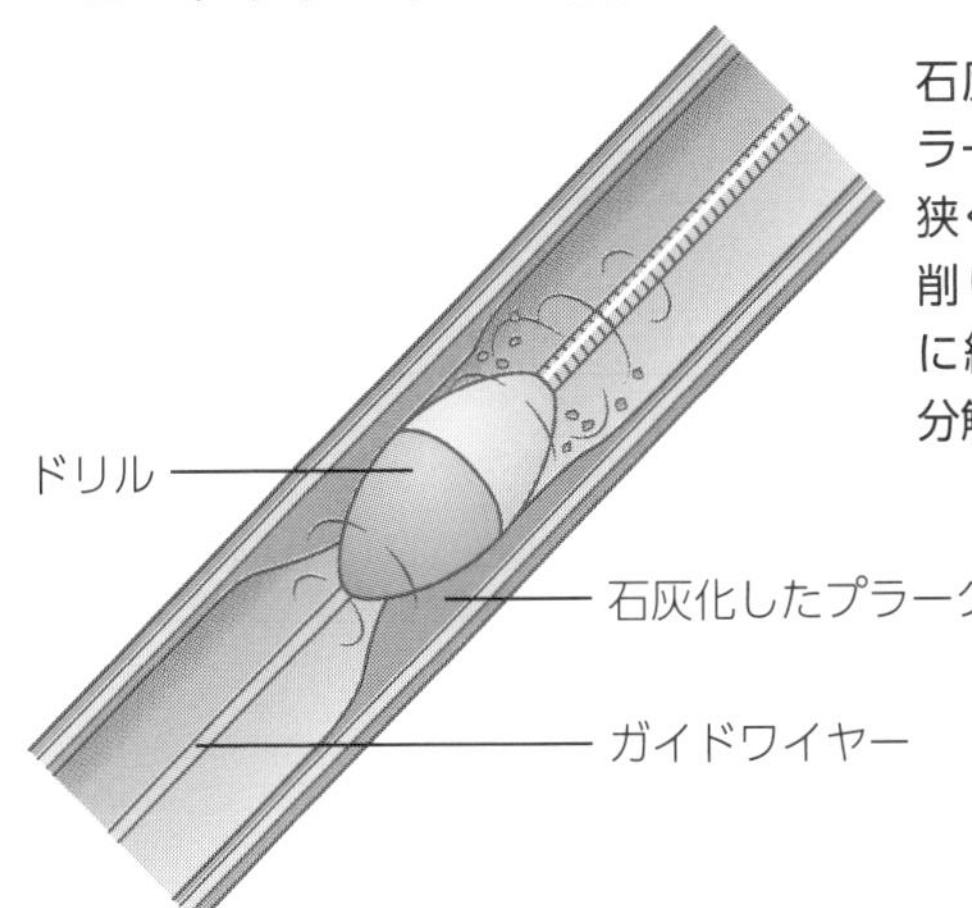

石灰化して固くなったプラークをドリルで削って、狭くなった血管を広げる。削りカスは5μm（マイクロメートル）と非常に細かく、やがて体内で分解される

ルシウムが沈着し、骨のように固くなることがあります。石灰化したプラークは、ステントでは広げることができません。そこで、**石灰化したプラークをドリルで削って血管を開通させます。**

使われるドリルは**「ロータブレーター®」**といい、金属製で約1ミリ径の楕円形をしています。ヘッド表面にはダイヤモンドチップがついており、石灰化したプラークを細かく粉砕できます。毎分15万~20万回の速さで高速回転し、石灰化したプラークを削ります。

ドリルで削ると、削りカスが出ます。しかし赤血球よりも小さい粒子に粉砕されるので、削ったカスが血管を詰まらせるおそれはありません。

●カッターを使う方法

冠動脈の入り口や血管の分かれ目は、バルーンやステントでは治療できません。そこで**カテーテルの先端に装塡されたカッターで、プラークを削る方法が開発されました。**「**方向性アテレクトミー**（方向性冠動脈粥腫切除術）」という方法です。

器具に内蔵された小型のカッターが、ゆっくり回転して、プラークを切除します。切除したプラークは、カテーテル内に収容され、体外に出して検査することができます。ロータブレーター®よりも大量のプラークを削ることができます。

▼方向性アテレクトミーとは

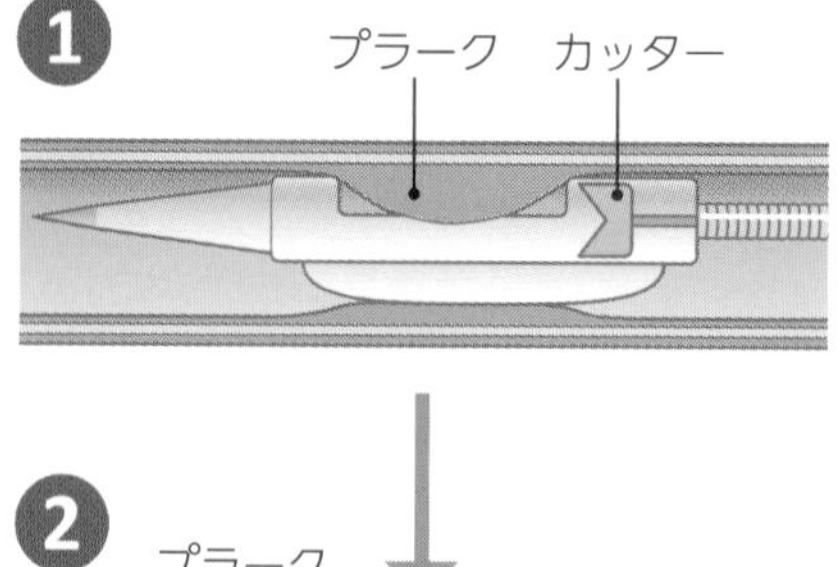

1 プラークがある部分までカテーテルを挿入する。カテーテルの片側についたバルーンをふくらませ、プラークにカッターを押しつける

2 そのままカテーテルを前方に移動させると、プラークが削り取れる。ロータブレーター®よりも大量のプラークを削ることができる

▼エキシマレーザーとは

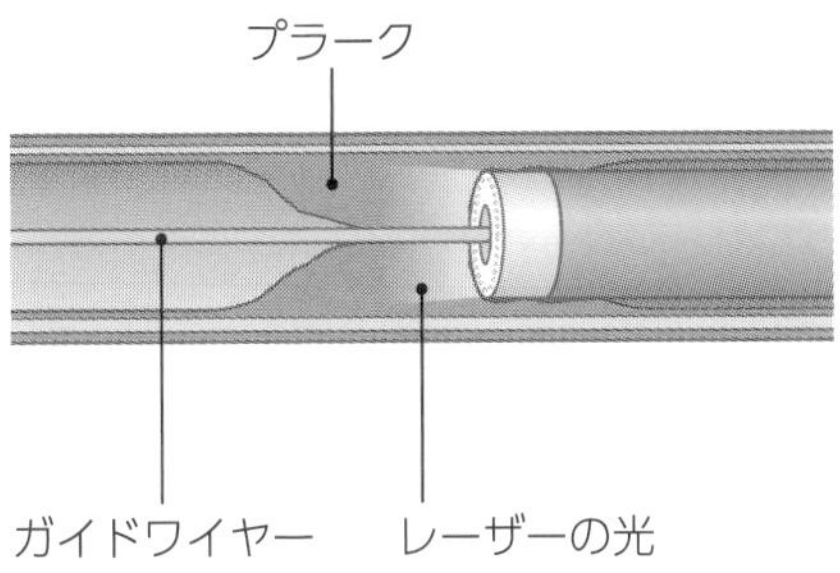

ガイドワイヤーに沿って狭窄部に光を当てる。光が当たった病変部は蒸散するが、正常組織への影響はほとんどない。通常のレーザーを照射すると血液が固まってしまうが、エキシマレーザーはその心配もない

●**レーザーを使う方法**　紫外線を出す「エキシマレーザー」を使う方法です。**光を照射することで、血栓（けっせん）やプラークなどの病変組織を蒸散させます。**石灰化したプラークも通常のやわらかいプラークも、同時に削ることができます。

主な治療対象は、血栓がある場合や完全にふさがってしまった場合、冠動脈の分岐部（ぶんきぶ）に狭窄（きょうさく）がある場合などです。ステント内が再狭窄した場合にもおこなわれることがあります。２０１２年５月から保険適用されています。

Q50 バイパス手術はどのような方法でおこなわれますか？

狭心症や心筋梗塞でおこなうのは**冠動脈バイパス手術**です。冠動脈のバイパス手術とは、**狭窄によって血流が低下したり、血栓によって血流が途絶えたりした血管の代わりに、迂回路となる新たな血管をつくる手術**です。冠動脈の狭窄部分がカテーテル治療の難しい位置だったり、カテーテル治療後も再発をくり返したりする場合には、バイパス手術を検討します。

全身麻酔が必要で、手術時間が約5時間前後かかります。まれですが、手術によって感染症などの合併症や脳梗塞などを起こす危険があります。患者さんの負担は大きいのですが、手術後の再発リスクはカテーテル治療よりも低くなります。

バイパス手術で迂回路に使用する血管は、患者さん本人の血管を使用します。よく使われるのは鎖骨の下から出ている動脈で、ほかにも胃に血液を送る動脈や手首からひじの動脈も使われます。切除してもほかの血管が役割を補うので問題ありません。

冠動脈バイパス手術

冠動脈バイパス手術は、古くからおこなわれている手術です。非常に効果が高く根治も見込めます。

▼使用する血管

バイパス血管に使う血管は、体内の別の場所から採取する。動脈を使うと再狭窄が少ないことがわかっている。手術部位にもよるが、内胸動脈などの動脈がよく使われる

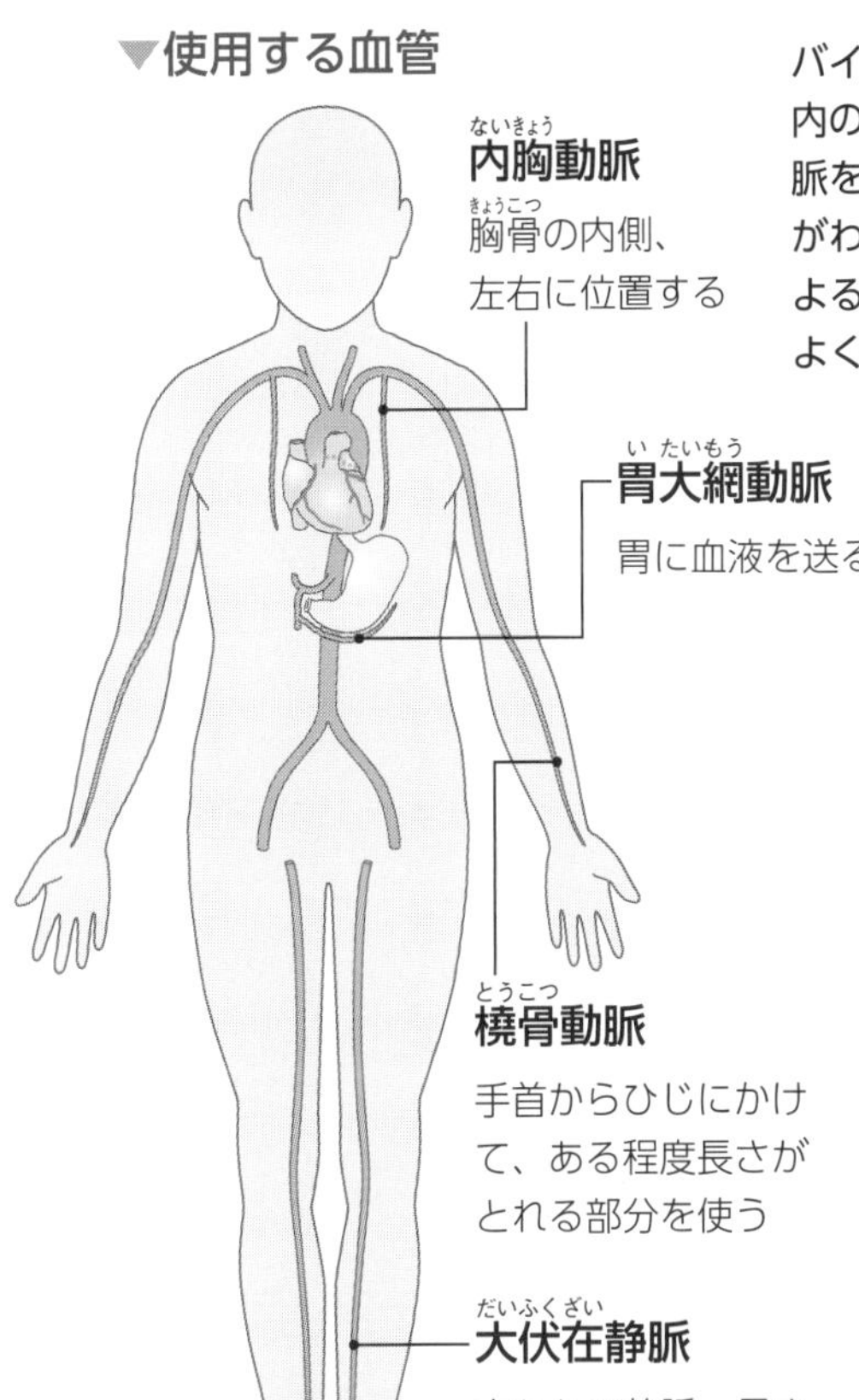

▼手術のイメージ

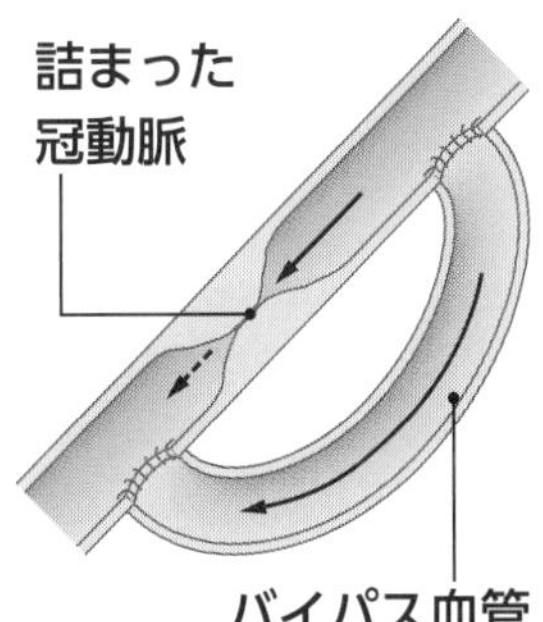

狭窄や血栓が詰まって血流が途絶えた部分を迂回するように、新たな「バイパス血管」をつくって血流を回復させる

心臓の手術には、心臓を一時的に止めておこなう「オンポンプ術」と、心臓を止めずにおこなう「オフポンプ術」があります。オンポンプ術よりも回復が早く、高齢者も受けられる**バイパス手術は、日本では現在、オフポンプ術でおこなうのが主流**です。

●オンポンプ術 心臓を一時的に止め、その間は人工心肺装置につないで手術する方法です。心臓が止まっているので血管縫合(ほうごう)をていねいにできますが、まれに脳梗塞を起こす危険、腎機能(じんきのう)や肺機能の低下を招く危険があります。

●オフポンプ術 心臓を止めず、心臓を固定する器具(スタビライザー)をつけて手術する方法です。心臓が拍動している状態で手術するので高度な技術が必要ですが、患者さんの負担が軽く、早い回復が望めます。脳梗塞のリスクが少なく、腎機能・肺機能の低下が起こりにくく、高齢者やほかの病気がある人でも受けやすい方法です。

バイパス手術は、胸の真ん中を縦に15~20センチほど切開し、胸骨(きょうこつ)という胸の真ん中の骨を切っておこなわれるのが一般的です。近年は、体への負担がより少なくなるように、肋骨(ろっこつ)のあいだを小さく切る方法もおこなわれていますが、手術部位やつなぐ血管が限られます。

バイパス手術の方法

バイパス手術は、胸を切り開いておこないます。近年は心臓を動かしたままおこなう「オフポンプ術」が主流になりつつあります。

▼切開する部位

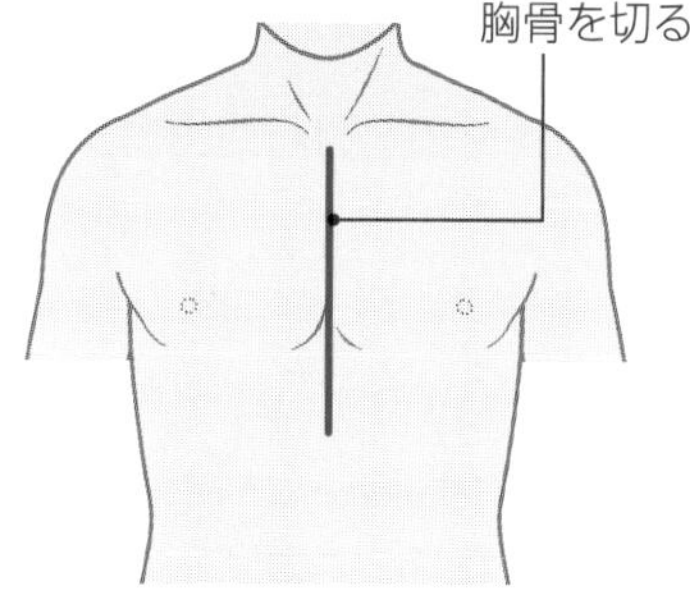

一般的な方法

胸骨を縦に15～20cmほど大きく切り開く。傷は大きいが、一度の手術で複数のバイパス血管をつなぎやすい

傷口を小さくする方法

左胸の乳首下、肋骨のあいだを小さく切る方法。MIDCAB（ミッドキャブ）（低侵襲（ていしんしゅう）冠動脈バイパス手術）とよばれる。回復が早いが対象が限られる

オフポンプ術の場合▶

心臓を止めず、スタビライザーという器具をつけて心臓を固定して手術する。OPCAB（オプキャブ）（オフポンプ冠動脈バイパス手術）とよばれる

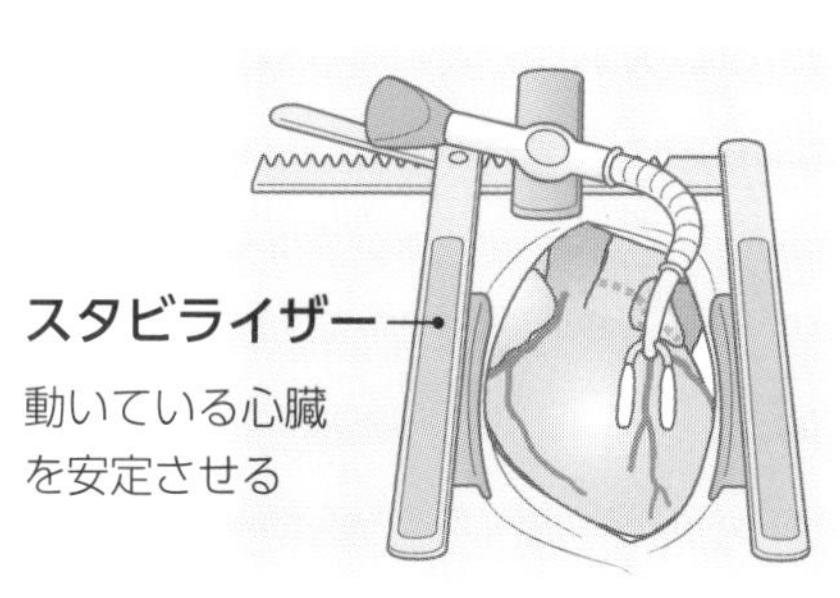

Q51 バイパス手術後は、退院までどれくらいかかりますか？

バイパス手術は、心臓だけでなく全身に大きな負担がかかります。術後しばらくは傷口が炎症を起こしたり、心肺機能が安定せず日常の生活動作も思うようにできなくなっていたりして、もとの状態に戻るまでには時間がかかります。

手術後に心肺機能や運動能力を回復させるためには、「心臓リハビリ」が必要です。心臓リハビリは、運動療法やカウンセリング、患者教育など総合的なプログラムに基づき段階的に進めて回復を促します。切開方法にもよりますが（↓P124）、**退院するまでには一般的に2週間〜1ヵ月かかり、退院後も心臓リハビリを続けます。**

心臓リハビリは、術後の早い段階から始めるほど効果的ですが、無理をすると不整脈や心不全、肺水腫などの合併症の心配があります。術後すぐは集中治療室ですごし、集中治療室から一般病棟へ移って全身状態が落ち着いてから、本格的にスタートすることになります。一般的に次のように3〜4つの段階で進められます。

❶ **手術後早期からリハビリ開始**　麻酔から覚めたら人工呼吸器の管を抜き、口から飲食できるようになります。出血量が減ったら、体に入れた管を抜き、立って訓練を始めます。排泄(はいせつ)が自力でできるようになったら一般病棟へ移ります。一般病棟では、座る、立ち上がるといった軽い動作や、介助をしてもらいながら歩く訓練も始めます。

❷ **急性期リハビリ（第1期）**　全身の状態が安定し、不整脈などの合併症の危険がなくなったと判断されたら、さらにリハビリを強化します。

手術後1～2週間の急性期リハビリでは、身のまわりのことを自分でできるようになるのが目標です。検査で心臓の機能を評価してもらいながら進めます。点滴や服薬などの治療と並行し、少しずつ負荷を増やします。洗面や排便、シャワー浴、着替え、歩行などが自分でできるようにし、生活指導や禁煙指導も受けます。

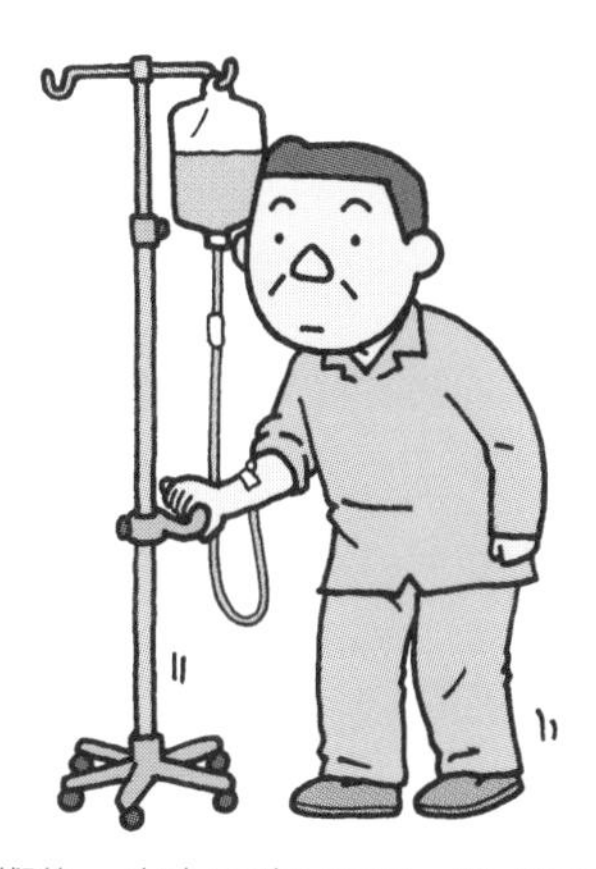
手術後、自力で歩いてトイレに行けるようになったら一般病棟へ

❸回復期リハビリ（第2期）　手術後1～2ヵ月間の回復期リハビリでは、退院後の社会復帰、職場復帰をめざして運動療法室でのリハビリを続けます。また定期的に身体機能検査、運動負荷心電図検査などを受け、回復の程度を確認し、リハビリの内容を調整してもらいます。回復の状態をみながら、復帰の時期を医師と相談します。

❹維持期リハビリ（第3期）　施設によりますが、維持期リハビリといい、その後も外来でリハビリに通うことがあります。再発させず快適にすごすことが目標です。手術後は、術前に比べて狭心症を再発するリスクは低くなりますが、今までの生活習慣に戻ると再発する可能性が高くなります。自宅に戻ってからも運動療法、食事療法、生活療法、禁煙を続けます。また定期的に通院し、異常がないか検査を受け、生活習慣病などの治療を続けます。**維持期リハビリは、生涯ずっと続けるようにしましょう。**

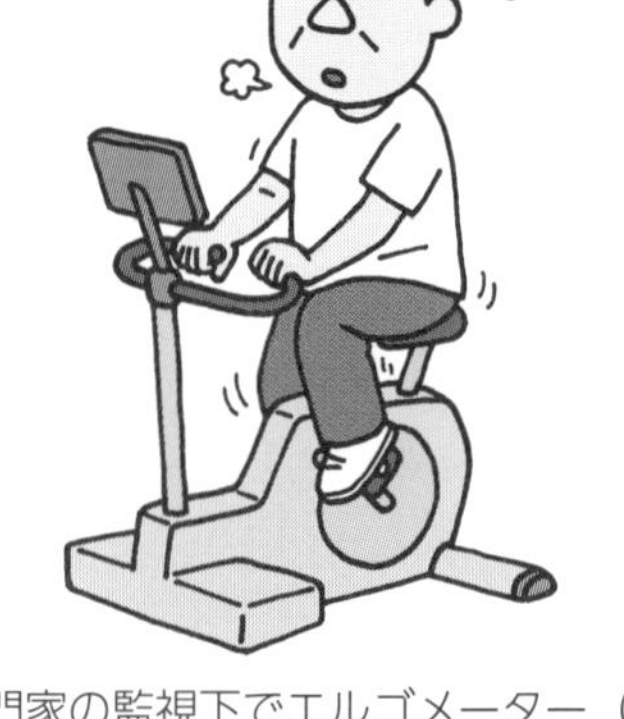

専門家の監視下でエルゴメーター（自転車こぎ）やウォーキングを始める

5

生活習慣の改善と自己管理
——生活を見直そう

Q52

発作を防ぐためには、何を改善すればよいですか？

冠動脈の動脈硬化が原因の狭心症は、発作と心筋梗塞への移行を防ぐためにも、**動脈硬化や血栓の危険因子である高血圧や高血糖、脂質異常症、肥満の改善が重要**です。冠動脈のけいれんが原因の狭心症は、**生活を改善しストレスを減らすことで発作が起こりにくくなります**。心筋梗塞は、血管の再狭窄や再発を防ぐことができます。

●**食事**　血圧や血糖値、体重に最も影響するのは食事です。**食べすぎ、飲みすぎ、不規則な時間の食事を改めます**。腹八分目に抑えて摂取エネルギーを減らすのが近道です。お酒を飲む習慣がある人は飲酒量だけでなく、つまみを食べすぎないようにしましょう。血圧が高い人は減塩も必要です。

●**運動**　肥満や生活習慣病の改善だけでなく、ストレス解消や心肺機能アップにもつながります。運動しすぎると発作が起こりやすくなりますが、運動不足もよくありません。**医師の指示を守り、心拍数などを目安に適度な運動習慣を身につけましょう。**

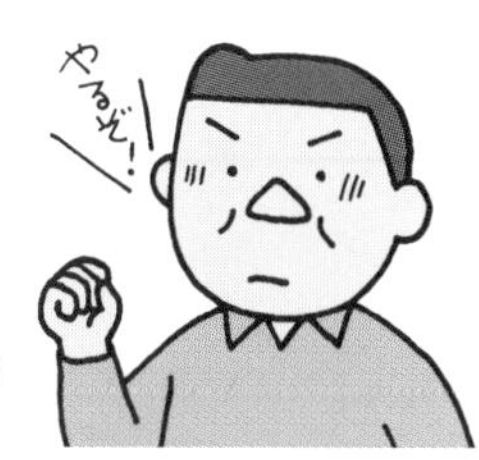

▼BMI（体格指数）とは

計算のしかた

BMI ＝体重(kg)÷身長(m)÷身長(m)

計算例
身長 180cm、体重 85kgの人
85 ÷ 1.8 ÷ 1.8 ＝ 26.23……→ BMI は 26.2

判定

18.5 未満　やせ	18.5 ～ 25 未満　標準	25 以上　肥満

上記は日本肥満学会の基準。BMI22 が最も病気になりにくい指数とされ、減量の最終的な目標とすることが多い

●**疲労・精神的ストレス**　ストレスや肉体疲労にも注意しましょう。過労や睡眠不足、ストレスは発作を誘発するので、**仕事のしかたや生活スタイルを見直し、心臓の負担を減らします。睡眠は7時間以上とれるように、早く就寝することも重要です。**

●**肥満**　肥満の解消は効果大です。肥満があると血圧や血糖値、血中脂質が悪化する人が多いのですが、肥満を解消すると血圧や血糖値、血中脂質も自然に改善します。

肥満は、BMI（ビーエムアイ）や腹囲で管理します。**BMIは25以上が肥満とされるので、まずは25未満を目指しましょう。腹囲は男性85センチ未満、女性90センチ未満が目標**です（→P135）。

Q53 生活習慣病の検査値は、どこまで改善すればよいですか？

狭心症、心筋梗塞になったことがある人は、生活習慣病の検査値が次の範囲内になるようにコントロールします。

● **血圧**　血圧のコントロールは、心臓の負担を減らすためにも重要です。**一般的な目標値は、診察室血圧（診察室で測ったときの血圧）が収縮期（最大）血圧130mmHg未満／拡張期（最小）血圧85mmHg未満、家庭血圧（家庭で測った血圧）が125／80mmHg未満です。**[*1] 血圧は家庭で毎日測ることで、医師が治療の効果を正確に判定することができ、自分の生活習慣の改善に役立ちます。

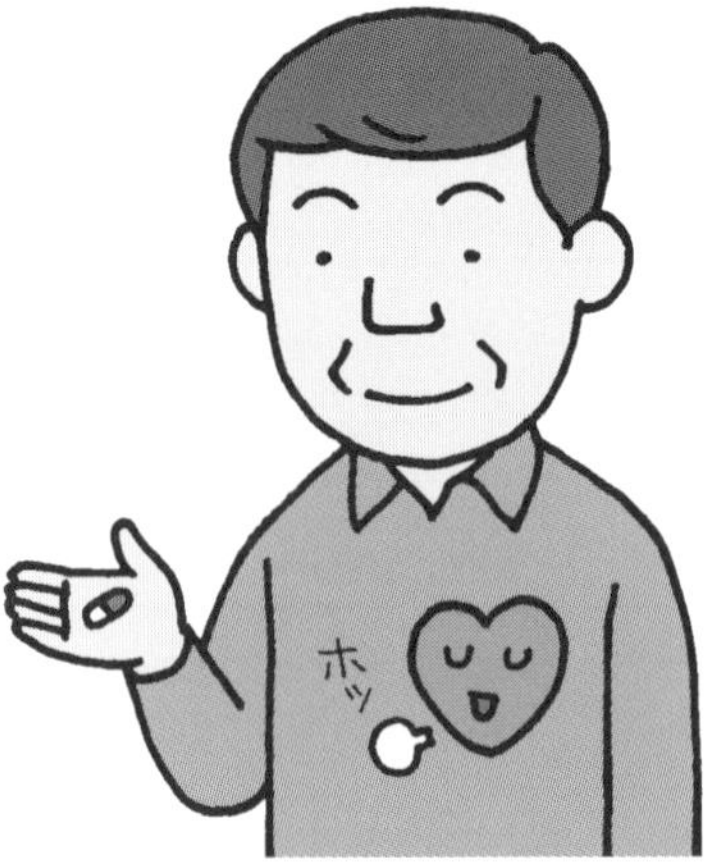

高血圧に糖尿病を伴う人は心筋梗塞のリスクが非常に高くなるので、診察室血圧は

血圧を下げることで心臓の負担を減らすことができる

*1 日本高血圧学会『高血圧治療ガイドライン 2019』

130／80mmHg、家庭血圧は125／75mmHgと、目標をより低い数値にします。75歳以上で降圧薬の副作用でめまいを起こしたり転倒したりするおそれがある人は、診察室血圧を140／95mmHgと高めに設定されることもあります。

● **血糖　空腹時血糖値120mg／dL未満、HbA1c7・0パーセント未満が合併症予防の目標です。**[*2] HbA1cは過去1～2ヵ月間の平均血糖値を示す数値で、血糖値を管理するときに重視されます。

● **血中脂質　LDLコレステロール値は100mg／dL未満が目標**ですが、70mg／dL未満にするとプラークが縮小することがわかっているので、可能ならこの値を目指します。とくに不安定狭心症の人や心筋梗塞を起こした人、家族性高コレステロール血症の人、糖尿病を伴う人などでは、70mg／dL未満を目標にします。**HDLコレステロール値は40mg／dL以上、中性脂肪値は150mg／dL未満が目標**です。[*3]

生活習慣を改善することで検査値も改善していきますが、目標値を達成できないときは生活習慣病の薬を使います。薬を何種類ものみたくないという人もいるでしょうが、降圧薬などの薬が処方されたら、指示通りにきちんと服用してください。

*2 日本糖尿病学会編・著『糖尿病治療ガイド 2020-2021』
*3 日本動脈硬化学会『動脈硬化性疾患予防ガイドライン 2017 年版』

Q54 生活習慣病がなかなか改善しませんが、何が原因ですか？

今まで通りの生活習慣を続けていると、薬を使っても効果が十分に現れず、たくさんの薬が必要になることがあります。**生活習慣病を良好にコントロールするためには、薬だけに頼らず、生活習慣の改善に取り組むことが重要**です。

とくに**内臓の周囲にたまる「内臓脂肪」が多いと、生活習慣病も改善しにくくなります。**内臓脂肪型肥満に生活習慣病が重なったメタボリック症候群（メタボ）の人は、メタボではない人よりも動脈硬化（どうみゃくこうか）が進みやすいといえます。

肥満は心臓の負担も大きくします。太っていると、大きな体を動かすために必要な酸素や栄養が多くなります。それらを運ぶ血液を全身に送るため、心臓は血圧を上げたり心拍数を増やしたりして、たくさん働かなければならないのです。心臓に負担がかかりすぎて、心臓が大きくなる「心肥大（しんひだい）」になる人もいます。心肥大は、通常はゴムのように伸び縮みする心筋（しんきん）が、伸びきって大きくなってしまった状態です。心肥大

▼メタボリック症候群の診断基準

腹囲に加え、血圧・血糖値・血中脂質の 3 項目のうち、
2 項目以上があてはまるときはメタボリック症候群と診断される

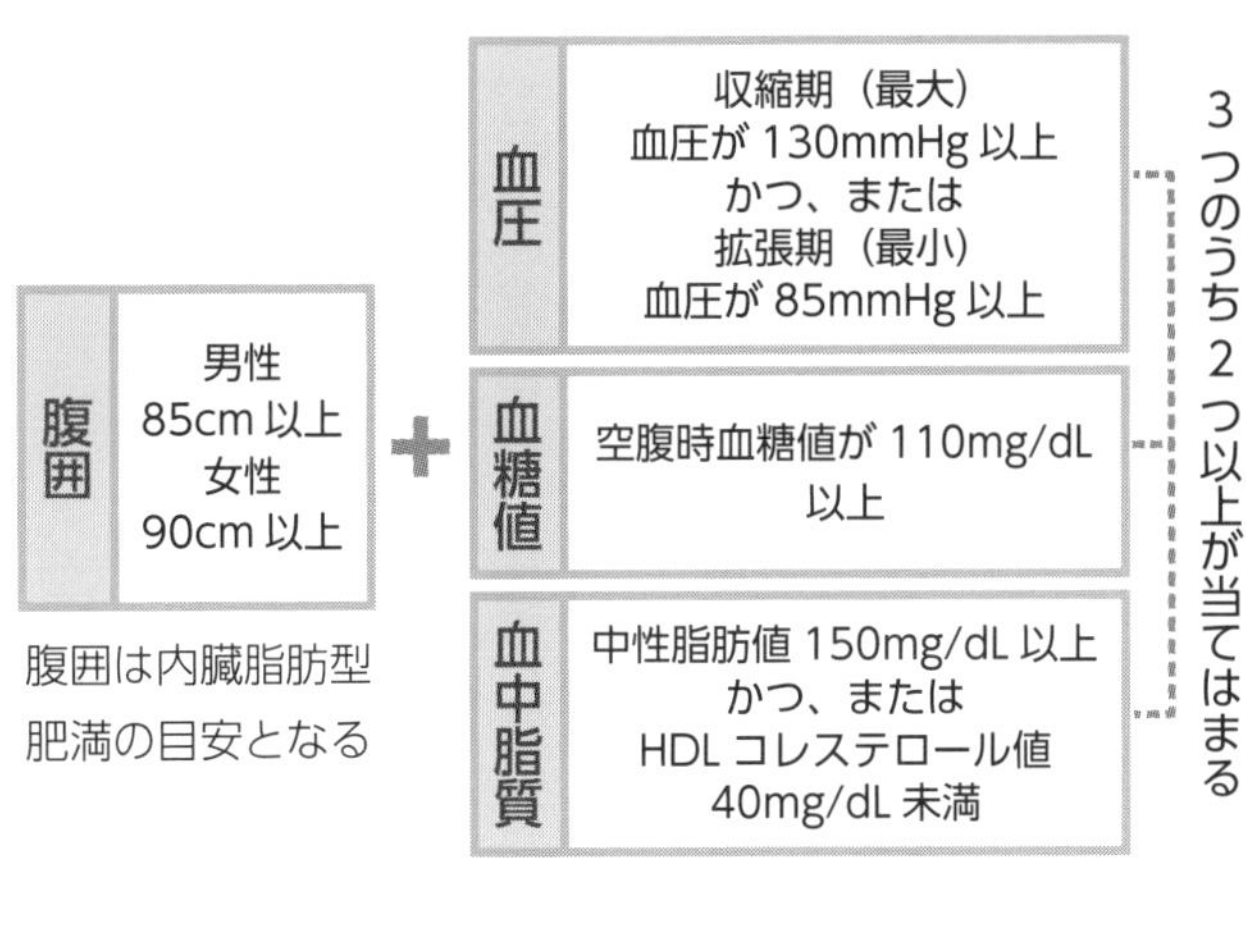

になると、心臓の機能が低下して心不全につながります。

しかし、**肥満を解消するだけで、血圧や血糖値、血中脂質も自然に全部改善し、心臓の負担を減らすことができます。**薬を減らすことができる人も少なくありません。内臓脂肪は、皮膚の下にたまる「皮下脂肪」に比べ、つきやすい性質がありますが、減らしやすい性質ももっています。生活習慣を改善することで、内臓脂肪から減っていくことが期待できます。

お酒や炭水化物を減らしたり、心臓の機能に合った運動習慣をつけたりして、生活習慣病と体重を管理します。

Q55 やせているし、高血圧もない人はどうすればよいですか？

就寝中など安静時に狭心症の発作が起こる人のなかには、肥満や高血圧、高血糖はない人がいます。冠動脈のけいれんが原因になるタイプが多いようです。

このタイプでは、多少の動脈硬化はあってもも大きなプラークはみられません。けいれんが起こるときには、喫煙や不眠、大量飲酒、過度のストレスや寒さなどが関係しています。**発作を防ぐには、タバコやストレスといった発作の引き金になるものを避けることが重要**です。

▼けいれんが起こるしくみ

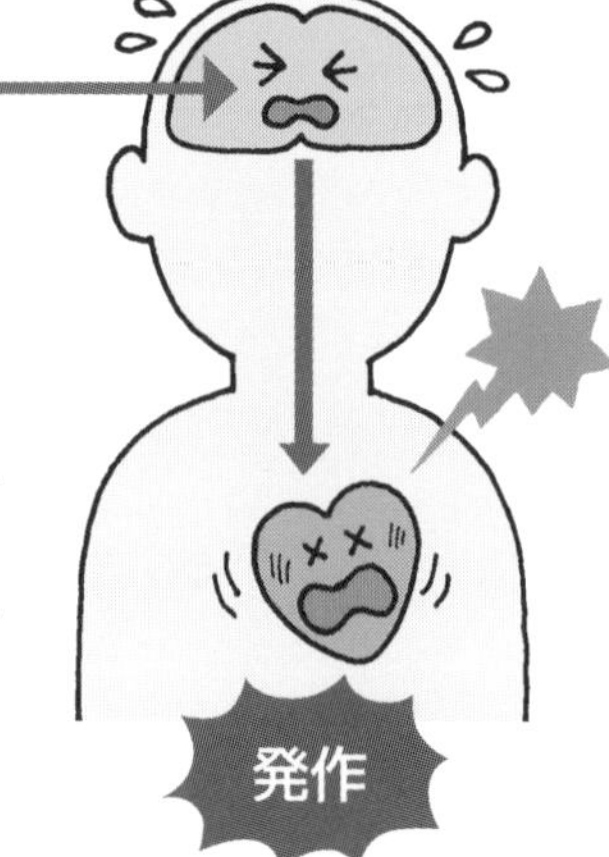

ストレスによって自律神経の「交感神経」が興奮。血管が収縮して血圧や心拍数も上がり、発作を誘発する

Q56 生活のなかでできる、身近な発作対策はありますか？

水分摂取が手軽でおすすめです。体の水分が不足して血液の粘り気が増すと、血栓（けっせん）ができやすく、心筋梗塞につながる可能性があります。心筋梗塞が午前中に多いのも、寝起きで体が水分不足になっているためと考えられます。

1日あたり1～1・2リットルを目安に**こまめに水分をとる習慣をつけましょう。**とくに夏場や運動後など大量の汗をかいたとき、風邪をひいて発熱したときなどは、体の水分が多く失われるので、ふだんより多めを意識して水分をとります。ただし、心臓の機能が著しく低下して水分を制限されている場合は医師の指示を守ります。

水分は一度に大量にがぶ飲みするより、**少しずつ何回かに分けて補給**したほうが吸収もよくなります。食事の水分も含めてよいので、**スープやみそ汁などの汁物をとると水分摂取量を増やせます。**ただし、塩分のとりすぎには注意しましょう。水分は自分の好きなものでかまいませんが、おすすめの飲み物と控える飲み物があります。

●おすすめの飲み物　無糖のコーヒーや紅茶、緑茶、ミネラルウォーターはおすすめです。最近の研究では、コーヒーを1日3～4杯飲む人は心疾患（しんしっかん）による死亡のリスクが下がるという報告があります。紅茶のポリフェノールや緑茶のカテキンには抗酸化作用があり、動脈硬化（どうみゃくこうか）の予防に役立ちます。水は手軽で、エネルギー摂取の心配もありません。ミネラルウォーターなら不足しがちなミネラルも補給できます。

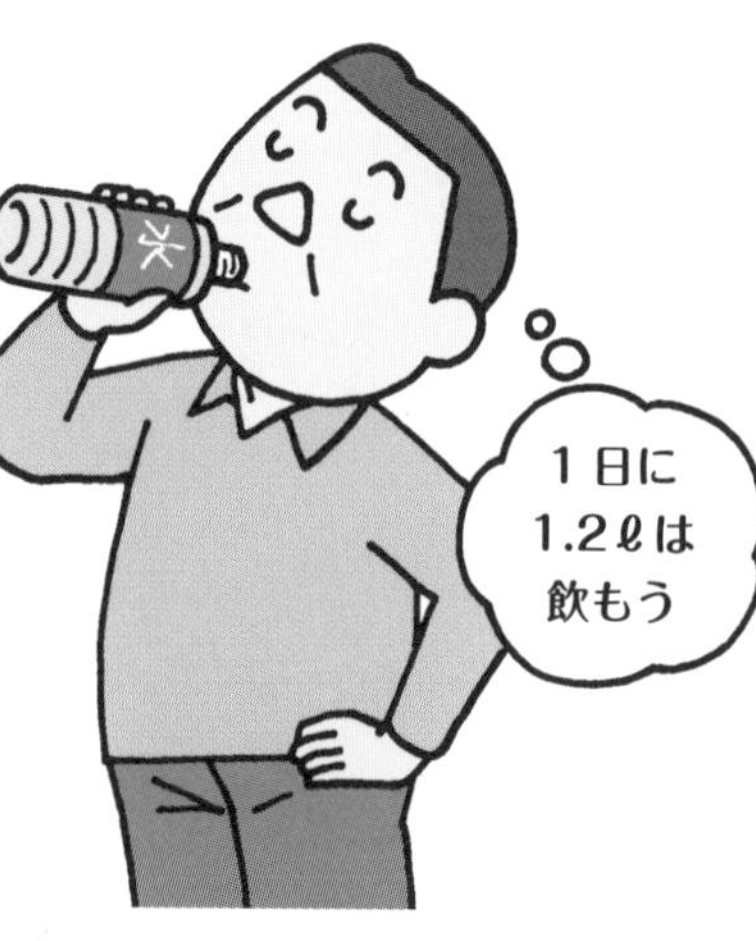

●控えめにする飲み物　肥満や高血糖のある人は砂糖や脂質の多い甘い飲み物は控えてください。スポーツドリンクは水分と電解質を補給できますが、糖分も多くエネルギーが高くなりがちなので、コップ1杯ほどにとどめましょう。また、血圧を下げる薬（カルシウム拮抗薬（きっこうやく））を服用している人は、グレープフルーツジュースを飲むと薬の作用を強めることがあるので控えます。アルコールは、尿となって排泄（はいせつ）される量が多いので水分補給にはならず、むしろ脱水につながるため控えましょう。

Q57 ストレス解消のためなら喫煙してもよいですか？

狭心症や心筋梗塞を起こした人のなかには、ストレス解消のためにタバコが欠かせないと主張する人も多いものです。しかし、**気分は和らいだとしても、体にとっては負担となり、心臓に害を及ぼします。**

タバコには、心臓にとって毒になる成分が多く含まれていて、**血管にも心臓にも強いダメージを与えます。** タバコに含まれる一酸化炭素は、酸素の運搬を妨げて心筋の酸素不足を引き起こし、発作の引き金になります。血管を傷つけて、動脈硬化（どうみゃくこうか）を起こしたり悪化させたりします。細い血管を収縮させ、血圧を上げたり、心拍数を増加させたりして、心臓の負担を大きくします。ニコチン、タールをはじめ、多種類の有害物質も含まれていて、発がんを促す危険もあります。慢性の呼吸器疾患（しっかん）の最大の原因でもあります。

近年、「無煙」「有害物質を○パーセントカット」などをうたう新型タバコが出ていますが、煙が目に見えなくなっただけで、有害物質は含まれていることがわかっています。心臓と血管へのダメージも、従来のタバコと変わらないという調査もあります。**新型タバコも避けましょう。**

狭心症がある人や心筋梗塞を起こした人は、禁煙以外の選択肢はありません。とくに、冠(かん)れん縮性(しゅくせい)の安静時(あんせいじ)狭心症では喫煙が原因のことが多いので、絶対に禁煙すべきです。

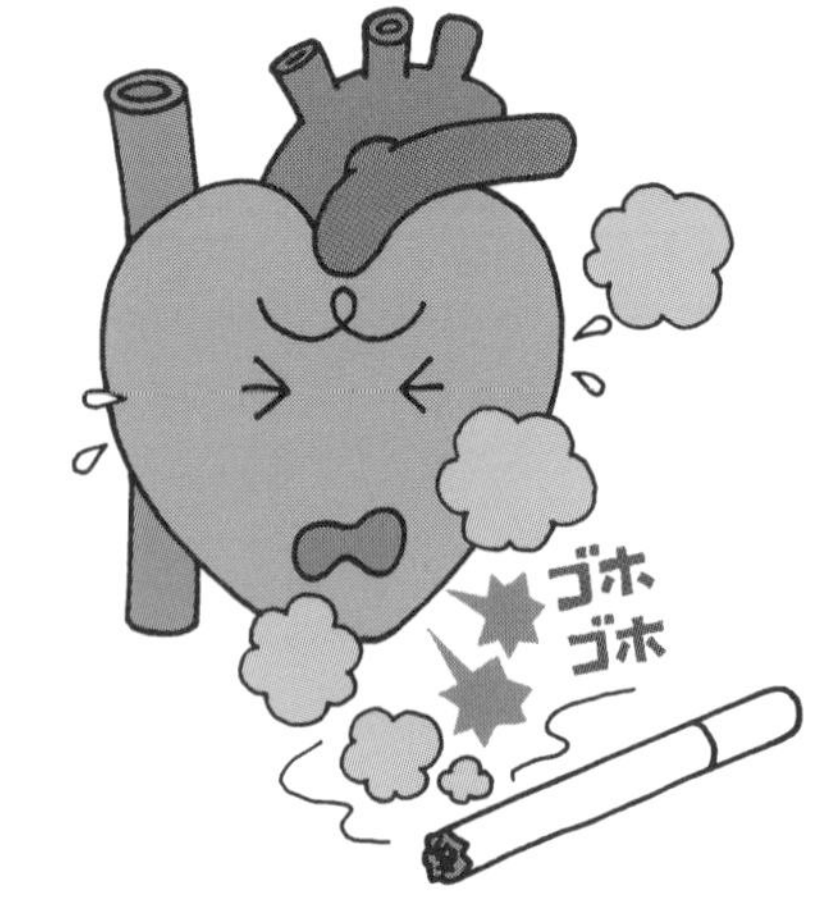

しかし喫煙習慣が長いと、自力では禁煙が難しい人も多いものです。**禁煙の指導や治療を専門にする禁煙外来もあり、受診した人の禁煙成功率は7~8割という調査もあります。**ニコチン依存であれば、健康保険で禁煙治療が受けられます。ニコチンのパッチやガムを使うことで、禁煙が成功しやすくなります。受診したい人は主治医に相談しましょう。

タバコは心臓に負担をかけ、発作を誘発する

Q58 発作予防のために、禁酒しなければいけませんか？

お酒も基本的には控えたほうがよいでしょう。飲むと心臓がドキドキして心拍数が増える人は、労作性狭心症（ろうさせい）（→P36）の発作が起こりやすくなります。また、酔いが覚めるときに血管が収縮し、発作の誘因になります。酔って吐き気がするときも血管が収縮するので、くれぐれも飲みすぎないことです。

医師の許可があれば、適量を守って週に2~3回飲む程度ならかまいません。中年男性の適量の目安は次の通りですが、女性や高齢の人は左記より少なくしましょう。

- ビール　中ビン1本（500ml）
- ワイン　グラス2杯弱（200ml）
- 焼酎（35度）　1／2合弱（70ml）
- 日本酒　1合（180ml）
- ウイスキー、ブランデー　ダブル（60ml）

酔うと、発作が起こっても痛みに気づかないなど危険なこともあります。いつも二日酔いになるほど飲みすぎてしまう人は、きっぱり禁酒したほうがよいでしょう。

Q59 入浴で気をつけることはありますか？

脱衣所や浴室は、発作を起こしやすい要注意の場所です。お風呂に入って1日の疲れをとり、リラックスする人も多いでしょう。しかし**冬の寒い時期、脱衣所や浴室は発作の多発地帯で、「ヒートショック」と呼ばれる現象を起こしやすい**のです。ヒートショックとは、急激な温度変化によって血圧が急上昇し、心臓や血管に強いショックが加わることです。次のような仕組みで起こります。

❶ **寒い脱衣所で血圧が急上昇**　温かい部屋から脱衣所に行き、さらに衣服を脱ぐと、寒さで血管が収縮し、血圧が急激に上がります。

❷ **熱いお湯をかけて血圧が上昇**　冷えた体に急に熱いお湯をかけると瞬間的に血管が収縮し、血圧が急激に上がってしまいます。この瞬間に心臓発作を起こすことも多くみられます。

❸ **お湯につかって血圧が下降**　湯船につかってしばらくすると、体が温まってきて血

▼ヒートショックのしくみ

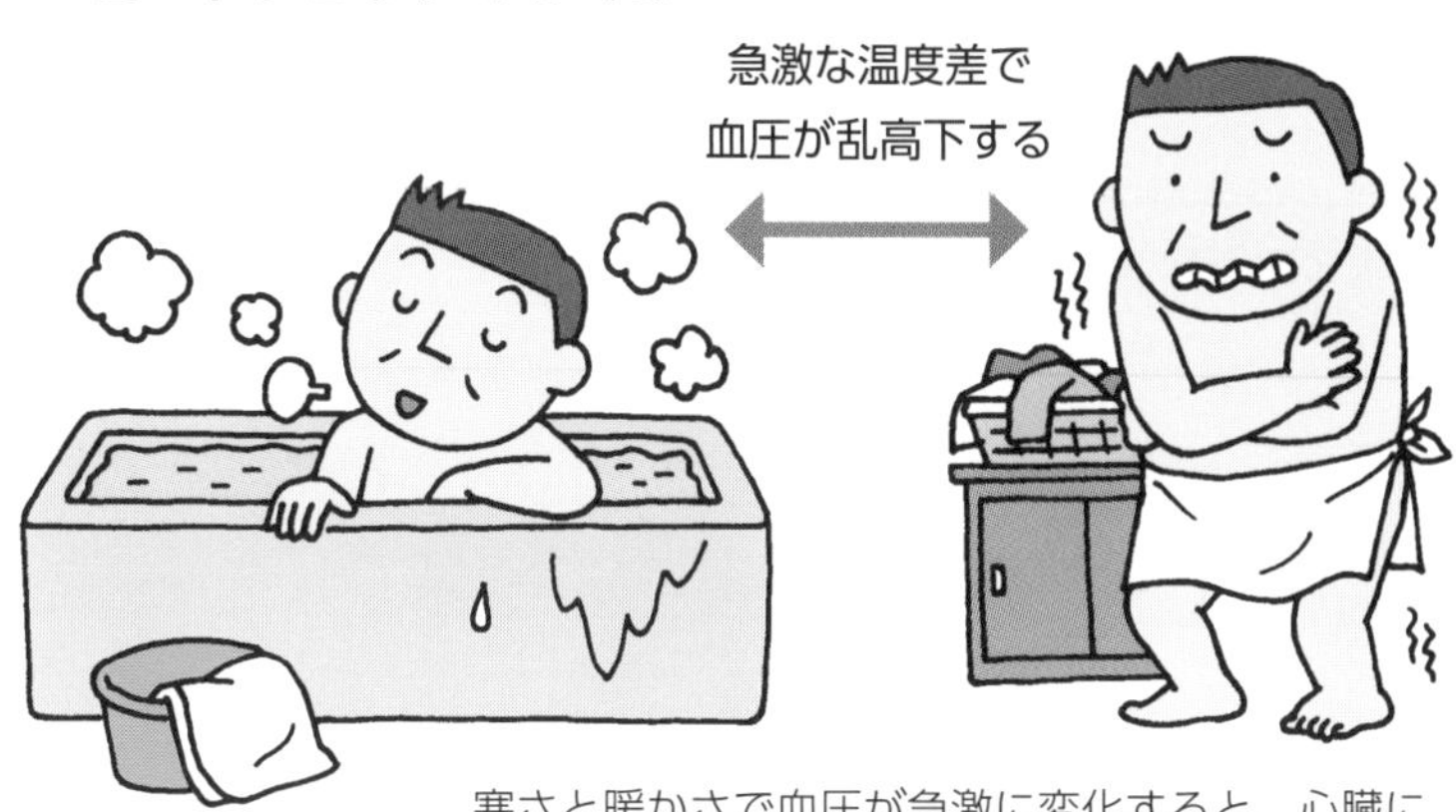

寒さと暖かさで血圧が急激に変化すると、心臓に負担がかかり心臓発作を起こしやすくなる

管が拡張し、血圧は下がってきます。

❹ **再び寒い脱衣所で血圧が急上昇**　お風呂で温まったのに、再び寒い脱衣所に戻ると、冷えで血管が収縮して血圧が上がってしまいます。

こうした一連の急激な寒暖差によって、血圧も急激に変動し、心臓に負担がかかって、発作が起こりやすくなります。とくに温度差が大きくなる、12月～2月ごろに多発します。

● **浴室と脱衣所を温めてヒートショックを防ぐ**　ヒートショックは、室温と浴室、さらにお湯の温度との差を小さくすることで防ぐことができます。面倒がらず、温風ヒーターや温度計などを使って、きちんと温度調節をしてから入浴する習慣をつけましょう。一番風呂を避けて、家族のあとに入浴するのもひとつの方法です。

●お湯の温度は41度以下を目安に

お湯の温度が熱すぎると、血管を収縮させて血圧が上がります。ややぬるめの38～41度を目安に、お湯につかる時間も5～10分にとどめましょう。水圧で心臓に負担をかけないように、半身浴をするのもおすすめです。

浴槽で温まったあと急に立ち上がると、血圧が急に下がって、ふらつきや転倒の危険があります。手すりや浴槽につかまって、ゆっくり立ち上がりましょう。

●入浴前後に水分をとる

入浴して汗をかくと、体内の水分が不足して、脱水を起こすことがあります。脱水を起こすと血圧が下がったり、血液が濃縮して血栓(けっせん)ができやすくなったりします。入浴の前とあとにコップ1杯ずつ水を飲むなど、こまめに水分をとりましょう。

また、入浴自体が心臓に負担をかけます。食事の直後やお酒を飲んだあと、ひどい疲れがあるとき、体調が悪いときなどは発作を起こしやすいので入浴を避けたほうがよいでしょう。

Q60 なぜトイレで発作が起こりやすいのですか?

トイレは1日に何度も利用しますが、実は心臓発作を起こしやすい場所です。室内の環境や排泄時のいきみによって、血圧が上昇しやすい原因が重なるためです。

● **トイレの寒暖差が発作の原因になる**

トイレも、浴室や脱衣所と同じく、「ヒートショック」が起こりやすい場所です。ヒートショックとは、急激な温度変化によって血圧が急上昇し、心臓や血管に強いショックが加わることです。

トイレの室内や便座は冷えやすくなっています。そこで衣服を脱いだり便座に座ったりすると、**体が冷えて血圧が急上昇し、心臓に負担がかかって発作が起こりやすくなる**のです。とくに冬は温度管理に注意が必要です。費用はかかりますが、暖房機能付き便座や人感センサー付きのヒーターなどを設置し、保温を心がけましょう。

また、冬の寒い夜中にトイレのために起きると、危険がいっそう高まります。寝ているあいだは血圧が低い状態ですが、起床すると血圧が上がります。温かい寝床から寒い部屋や廊下、トイレへ移動すると、さらに血圧が上がってしまいます。**就寝前には排尿をすませ、寝具は電気毛布などで温めておくとよい**でしょう。もし、夜中にトイレに行きたくなったら、冷えないようにガウンやカーディガンなどを着てから、布団から出ることをおすすめします。

● **排泄するときの姿勢やいきみも発作を誘発する**　トイレでの排泄の姿勢も、血圧を上昇させます。便がなかなか出ないときに、息を止めてグッと力を入れると、その瞬間に血圧が上がります。さらに長い時間いきんで力を入れると、ますます血圧が上がります。前かがみになると腹部や脚が圧迫されて、血流も悪くなります。和式便器では、さらに圧迫が強くなって危険です。

ふだんから便秘にならないように気をつけてください。**便秘がひどい人は医師に相談し、便秘薬を処方してもらう**とよいでしょう。また、排尿をがまんしているあいだは、血圧が上昇しています。排尿すれば血圧はスーッと下がりますが、急激に下がるとめまいやふらつき、脳卒中の発作を起こす危険があります。**排尿や排便は、がまんしない**ようにしましょう。

トイレでのヒートショックを防ぐ工夫

トイレの室内が寒いと、温度といきみによる血圧の変化が重なり、発作が起こりやすくなります。温度差を減らすことは、すぐできる対策です。

洋式がおすすめ

和式トイレは、直接肌に触れないのは良い点だが、しゃがむことで血圧の変化が起こりやすい。できれば洋式トイレを利用したい

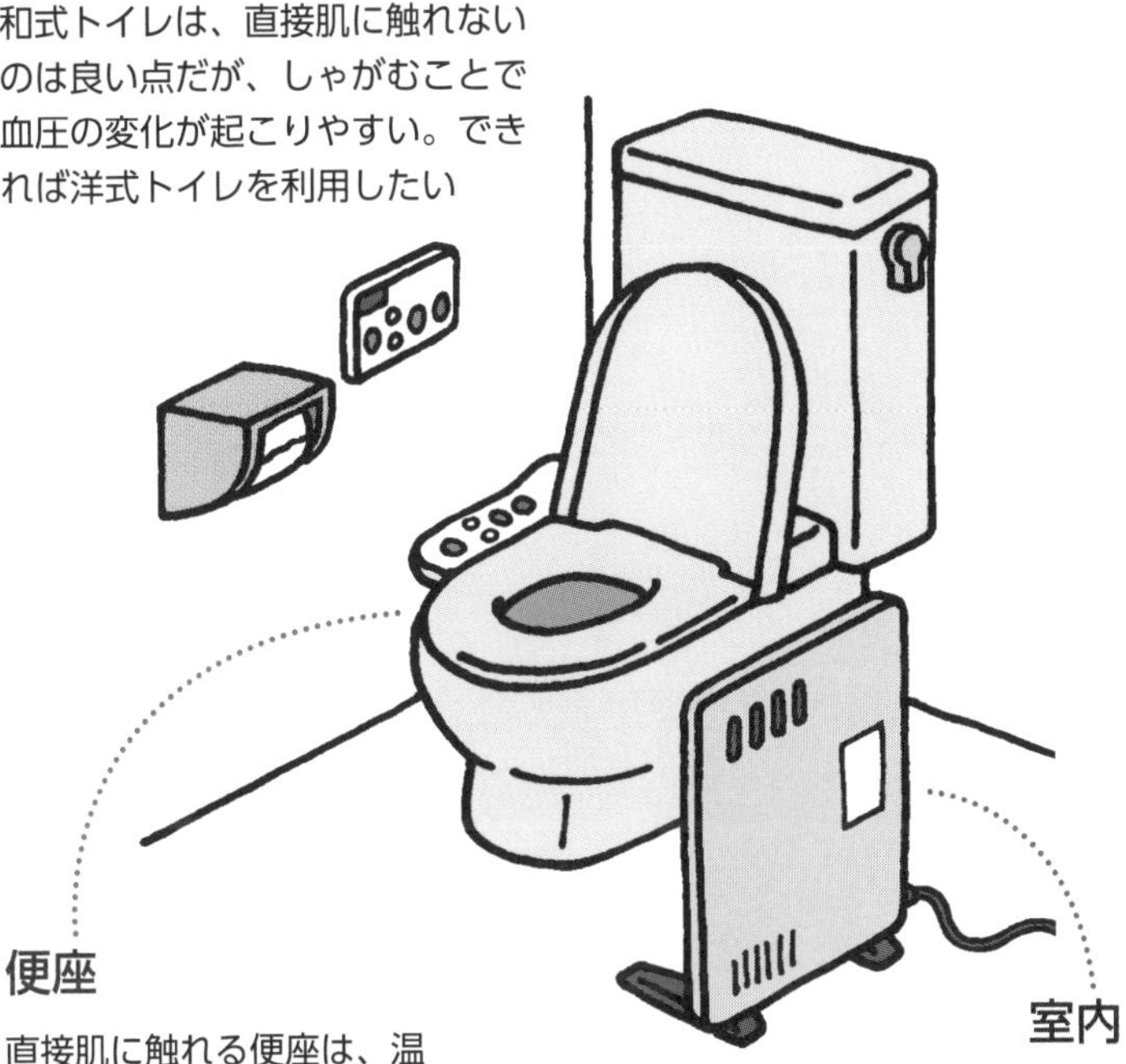

便座

直接肌に触れる便座は、温かくしておきたい。暖房付き便座がおすすめだが、暖房機能がない場合は便座カバーをつけるだけでもよい

室内

ヒーターを置いて室内を暖かくしておく。窓がある場合は、窓から冷気が入りやすいので、カーテンをつけるのがおすすめ

Q61 運動すると発作が起こるので、避けたほうがよいでしょうか？

狭心症や心筋梗塞の発作を経験すると、運動するのが怖いと感じる人も多いでしょう。もちろん激しい運動は厳禁ですが、心臓のためには適度な運動習慣を身につけることも大切です。

運動は、狭心症と心筋梗塞の改善に効果的です。運動習慣を続けると、左記のようなさまざまなメリットがあり、発作が起こりにくくなります。

● **心肺機能が高まる** 運動を続けると、体を動かすことに少しずつ慣れてきます。心拍

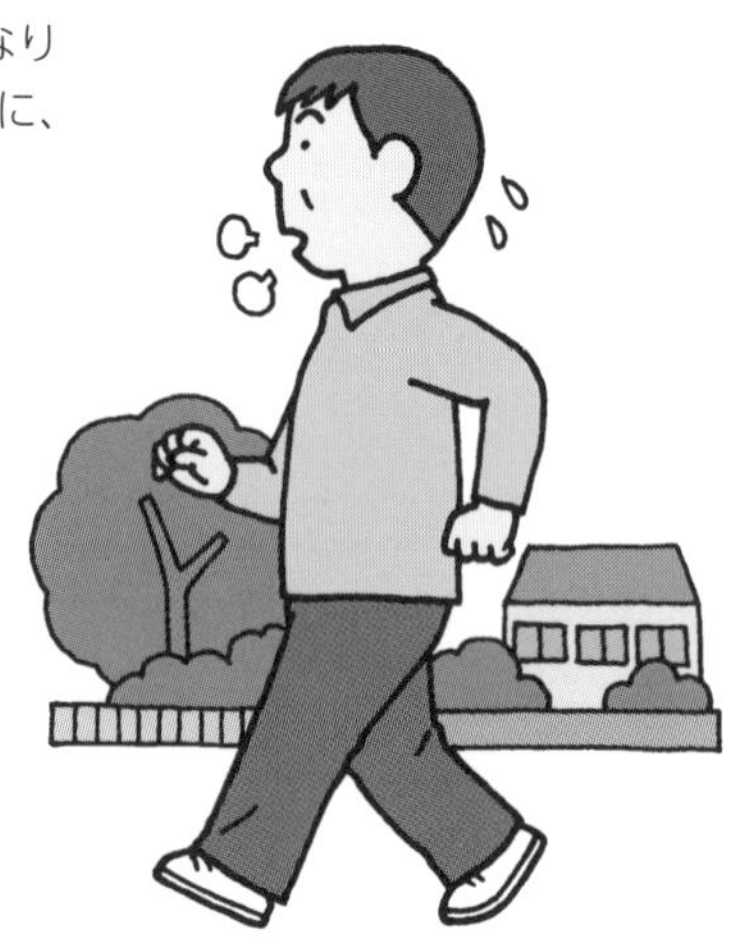

心臓の負担になりすぎないように、運動しよう

数や血圧の急上昇が起こりにくくなり、呼吸がしやすくなって、発作の予防にもつながります。

●**減量を助ける**　運動だけでやせるのは難しいのですが、食事療法と運動を組み合わせるとやせやすくなります。メタボリック症候群の人は、有酸素運動（→P150）をすると内臓脂肪の燃焼やHDLコレステロール（→P133）の増加も期待できます。

●**血糖値や血圧を下げる**　ウォーキングや自転車こぎなどの有酸素運動は、血糖値や血圧を下げる効果があります。血糖値を下げるには、食事の1時間後ぐらいに運動すると効果的です。

●**ストレス解消に役立つ**　体を動かすと気分転換になり、ストレスの解消につながります。適度な体の疲労感は熟睡につながるので、睡眠不足の解消にも役立つでしょう。

狭心症がない人でも、運動不足だと、少し体を動かしただけで心臓がドキドキしたり、息切れしたりするものです。同じように狭心症のある人も、発作が怖いからといって、あまり安静にしすぎると、ちょっと動いただけで動悸（どうき）や息切れがして、かえって発作が起こりやすくなります。発作を防ぐには、適度な運動を続けて心肺機能を高めるほうがよいのです。

Q62

発作を起こさずに運動する方法を教えてください

ウォーキングなど、心臓の機能に合わせて調整できる運動がおすすめです。運動を始める前に受診し、運動負荷試験を受けるなどして、運動の内容や強度、頻度について医師に「運動処方」をしてもらい、それに基づいておこないます。

●**運動の種類** おすすめは有酸素運動という、体に酸素を取り入れながらおこなう運動です。**手軽にいつでもできるのはウォーキング。サイクリングやエルゴメーター（自転車こぎ）、水泳などもおすすめ**です。テニスやゴルフなども無理のない範囲でならよいですが、勝負にこだわると無理をしがちなので避けたほうが無難です。

また、いきなり強い運動を始めたり急にやめたりせず、ウォーミングアップ、クーリングダウンをきちんとするよう心がけます。

●**運動の強さ** 運動時は量や強度が適切かどうか、**「目標心拍数」で判断**します。運動の途中で左図のように心拍数をチェックし、目標心拍数を超えていないかどうか確認

▼心拍数の測り方

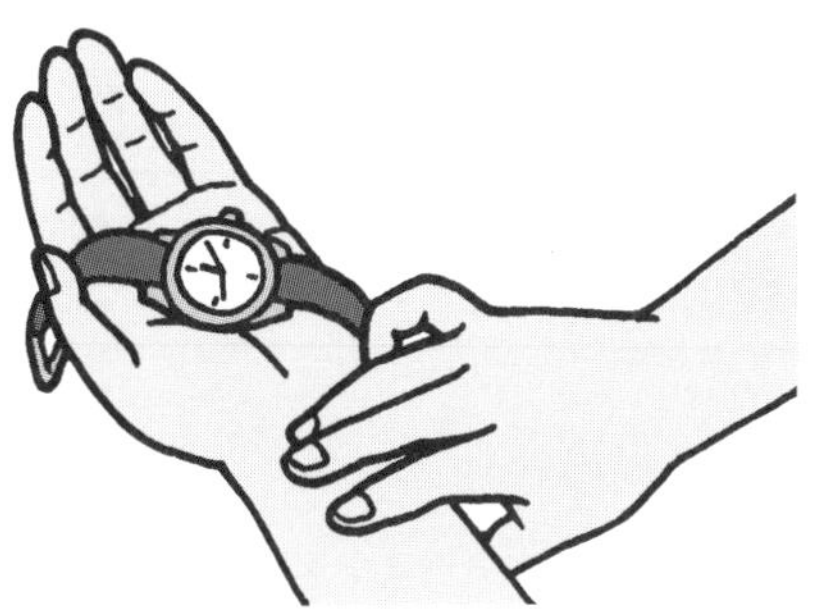

手首に人さし指、中指、薬指の３本をあてて、中指を少し浮かせる。10秒間の回数を数え、それを６倍すると１分間の心拍数がわかる

目標心拍数
[(220－年齢)－安静時心拍数]×(40〜60%)＋安静時心拍数

安静時心拍数は起床直後、寝たまま測ったときの心拍数。毎朝測る習慣をつけるとよい。運動強度を決める数値は、健康な人は60〜70%で計算するが、心臓病のある人は40〜60%で計算する

しながらおこなうと安全に運動できます。動悸や息切れでつらいときは運動が強すぎなのでペースを落としましょう。

左記のときは運動を中止します。

- **血圧がいつもより高い**
- **疲労感が強い、睡眠不足のとき**
- **運動中の息切れ、動悸が激しい**
- **吐き気や冷や汗、めまいがある**

運動中の発作を防ぐには、開始前に心拍数やその日の体調を自分で確認することが大切です。また、運動中も心拍数や体調の変化に注意し、異変があったらすぐに中止してください。夏場は熱中症や脱水がおこりやすいので、水分補給をとくにこまめにするように心がけましょう。

Q63

今までと同じように働きたいのですが……

狭心症と診断された人、あるいは心筋梗塞の発作を起こしたあとに職場復帰した人は、以前と同じように働くのは難しいこともあります。職種や勤務のシフトなど職場環境によって状況は異なりますが、睡眠時間が6時間未満になったり、心身に強いストレスがかかったりすると、心臓の負担が大きくなります。無理をすれば、大きな発作や再発につながりかねません。**仕事を長く続けるには、心臓に無理をさせない範囲で働く方法を考える必要があります。**家族や医師、職場の上司などと話し合って、負担の少ない働き方ができるように調整しましょう。

とくに左記のような、**強いストレスがかかる仕事や役職、機械や車の操作など他人の命を預かる職種は、配置換えや転職を検討する**必要があります。

● **ストレスが強い仕事**　重大な決断をしなければならない管理職、大きなプロジェクトのリーダー、多忙で残業が多いといった仕事は避けたほうがよいでしょう。

●**身体的に重労働**　引っ越しや運搬・運送業、工事現場、建設業などの身体的にきつい重労働の職種は、とくに労作性狭心症の人は避けてください。

●**人命にかかわる仕事**　車やバス、電車など交通機関の運転手、飛行機の操縦士といった職種は、仕事中に発作が起こると人命にかかわります。配置換えを希望したほうがよいでしょう。

●**出張が多い、単身赴任など**　国内外問わず、出張が多い仕事は身体的に大きな負荷がかかり、出張先で発作を起こす心配もあります。単身赴任の人やひとり暮らしの人は、自宅で発作を起こすと危険です。家族といっしょに暮らせるように配置換えしてもらったり、近所の人と交流したり定期的に連絡を取り合う人をつくったりして、緊急時に助けてもらえる手段をつくりましょう。

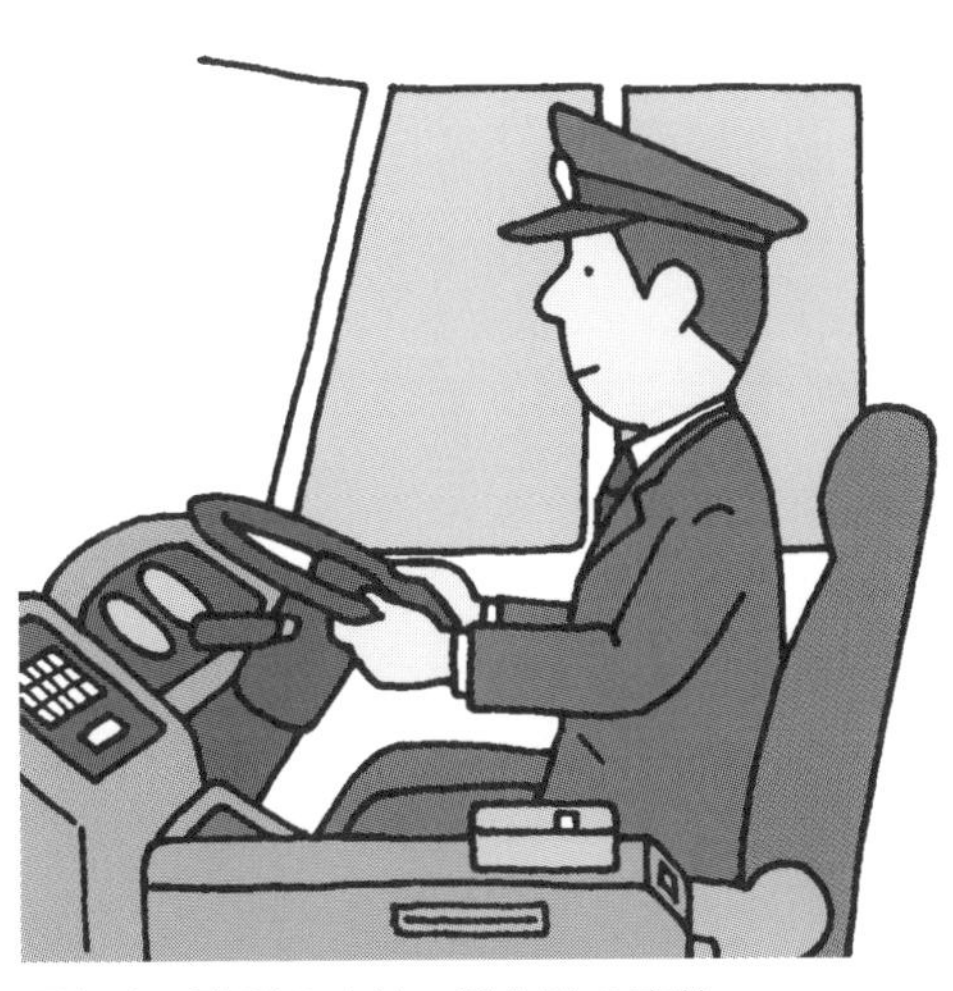

運転する職種の人は、発作時の事故を防ぐためにも、配置換えを

Q64

働き方を見直すときに、何に気をつけたらよいですか？

狭心症や心筋梗塞は、40～70代と幅広い世代にみられます。そのなかには仕事のストレスが原因で発症した人も多く、悪化や再発を防ぐには働き方を考えたほうがよいこともあります。とくに狭心症や心筋梗塞の患者さんには、責任感が強い人や、せっかちで怒りっぽい人、常に何かと競うような人、何かに積極的に取り組む人が多いといわれています。こうした人たちは**ストレスを受けやすく、またストレスが多くても自覚がなく、無理をしがち**です。

仕事だから少しくらい無理をするのは当然、職場の人や家族に迷惑をかけたくない、などと考えてがんばる人も多いのですが、こうした心身のストレスが狭心症や心筋梗塞には大敵です。左記のように、仕事への考え方も見直しましょう。

● **仕事をひとりで抱え込まない**　過労を防ぐため、同僚や部下に協力してもらい、仕事の負担を減らします。自分から積極的に周囲に助けを借りるくせをつけましょう。

●**定時に帰るようにする**　残業はできるだけ控え、定時に帰宅します。どうしても残業しなければならないときも短時間にとどめてください。「明日でいいことは今日やらない」をモットーにしましょう。

●**接待やつきあいはほどほどに**　酒席はできるだけ控えましょう。参加するときは、飲みすぎや食べすぎに注意します。接待ゴルフなどで早朝に出かけるのは、発作を起こしやすいので断るのが無難です。

●**出世や競争より体調管理を優先**　仕事で成功したい、キャリアアップしたいという人も多いのですが、無理して体調をくずしては元も子もありません。体調管理をして、発作を起こさないように仕事をセーブしましょう。

ストレスを減らすことも、狭心症や心筋梗塞を防ぐためには必要な管理です。心身への負担の少ない働き方ができるように、上司などと話し合いましょう。

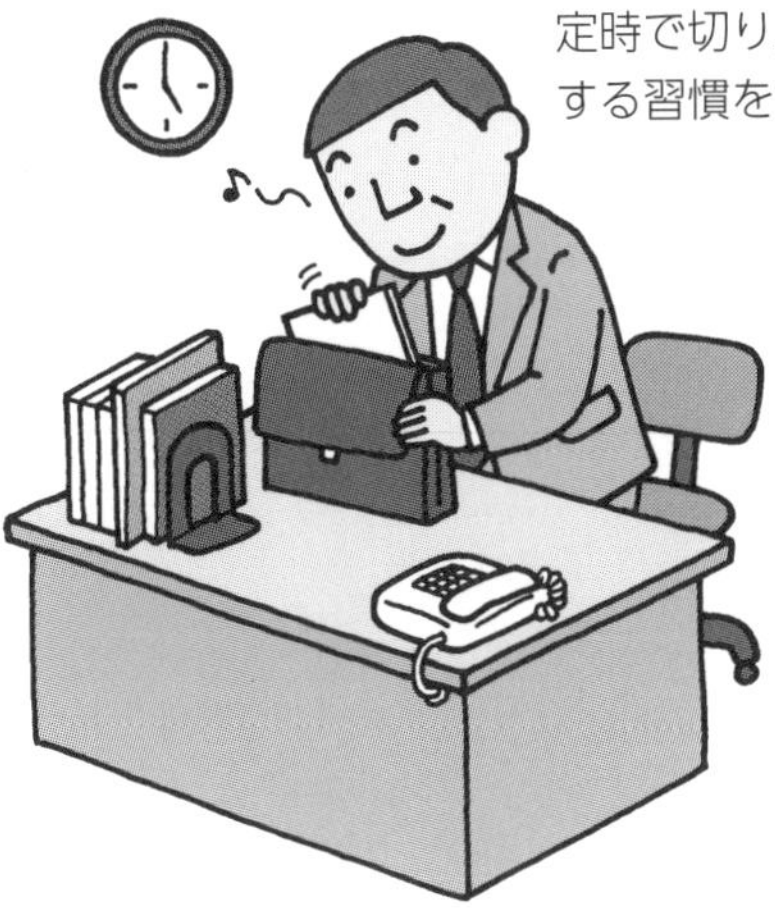

定時で切り上げて退社する習慣をつけよう

Q65 ストレスと狭心症・心筋梗塞には関係があるのですか？

ストレスの感じ方や耐性は人それぞれですが、狭心症や心筋梗塞になる人は自分を無理に抑えこむ傾向がよくみられます。**狭心症や心筋梗塞においては、こうした性格や気質が発作や悪化を促すことも多く、改めるべき点**といえます。

脳が強いストレスを感じると、それに対抗するために自律神経の交感神経が興奮し、緊張状態になります。血管が収縮して血圧が上がり、その影響で心拍数も上がります。たびたびこうした状態になると発作が起こりやすくなってしまいます。

ストレスは上手に発散します。買い物へ行く、友だちと遊ぶ、ペットと触れ合うなど、自分の好きなことを楽しむ時間をとりましょう。映画を観るのもよいのですが、ホラーやアクションものは、興奮して血圧や心拍数が上がり、発作を起こす危険があります。スポーツ観戦中に心臓発作を起こす人も少なくありません。遊園地などのジェットコースターやスリルを体感するアトラクションも避けてください。

リラックスする呼吸法

ストレスを感じたときは、気持ちをリセットしましょう。腹式呼吸は気持ちを落ち着かせるのに効果的です。

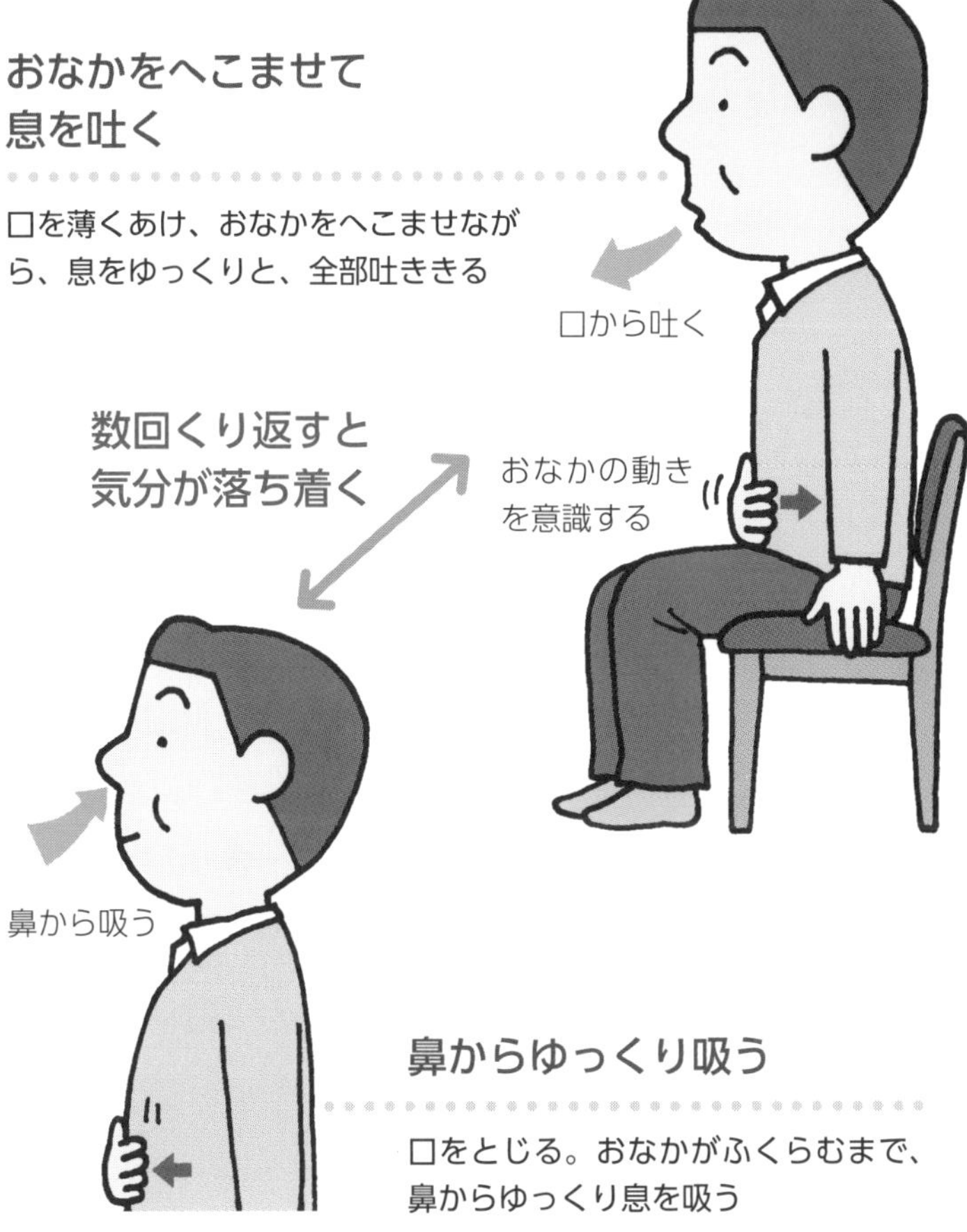

参考文献

『図解 心筋梗塞・狭心症を予防する！最新治療と正しい知識』三田村秀雄監修（日東書院）

『狭心症・心筋梗塞から身を守る』木全心一監修（講談社）

『最新 よくわかる心臓病〜心筋梗塞・狭心症・不整脈・弁膜症・大動脈瘤』天野 篤著（誠文堂新光社）

『「狭心症・心筋梗塞」と言われたら…』川名正敏・山崎健二著（保健同人社）

『スーパー図解 狭心症・心筋梗塞』川名正敏監修（法研）

『狭心症・心筋梗塞 正しい治療がわかる本』野々木 宏著・福井次矢編集（法研）

『これで安心！不整脈〜脳梗塞・突然死を防ぐ』杉 薫監修（高橋書店）

『病気がみえる vol.2 循環器』医療情報科学研究所編集（メディックメディア）

国立循環器病研究センター 循環器病情報サービスホームページ

公益財団法人日本心臓財団 循環器最新情報ホームページ

● 編集協力　オフィス 201　重信真奈美
● カバーデザイン　村沢尚美（NAOMI DESIGN AGENCY）
● カバーイラスト　伊藤ハムスター
● 本文デザイン　南雲デザイン
● 本文イラスト　松本剛　千田和幸

※本書は、2017年に小社より刊行された、健康ライブラリー イラスト版『狭心症・心筋梗塞　発作を防いで命を守る』に加筆・再編集したものです。

監修者プロフィール

三田村　秀雄（みたむら・ひでお）

国家公務員共済組合連合会立川病院顧問。医学博士。元慶應義塾大学医学部心臓病先進治療学教授。日本AED財団理事長。1974年慶應義塾大学医学部卒。81年からJefferson医科大学（Lankenau医学研究センター）研究員。東京都済生会中央病院心臓病臨床研究センター長、国家公務員共済組合連合会立川病院院長を経て現職。日本の不整脈の研究・臨床の第一人者。突然死を救うため、市民によるAED活用という新しいアプローチを提唱。2004年のAED一般解禁につながった結果、今では多くの命が救われている。専門は心臓病一般、とくに不整脈・心臓電気生理学。主な著書に『心臓突然死は救える』（三省堂）、編著書に『心房細動クルズス』『心不全クルズス』（共にメディカルサイエンス社）、『エキスパートはここを見る 心電図読み方の極意』（南山堂）、監修書に『心臓病：狭心症・心筋梗塞・不整脈・その他の心疾患』（PHP研究所）、『図解心筋梗塞・狭心症を予防する！最新治療と正しい知識』（日東書院）などがある。

健康ライブラリー

名医が答える！　狭心症・心筋梗塞　治療大全

2021年10月26日 第1刷発行

監　修　三田村秀雄（みたむら・ひでお）

発行者　鈴木章一

発行所　株式会社講談社

〒 112-8001　東京都文京区音羽二丁目12-21

電話　編集　03-5395-3560

販売　03-5395-4415

業務　03-5395-3615

KODANSHA

印刷所　豊国印刷株式会社

製本所　株式会社国宝社

ISBN978-4-06-525711-1

N.D.C.493 158p 19cm

【講談社　健康ライブラリー／イラスト版】

名医が答える！
腎臓病　治療大全

小松康宏　監修
群馬大学大学院医学系研究科医療の質・安全学講座教授

慢性腎臓病（ＣＫＤ）は自覚症状がないまま進行する。食事、運動、薬物療法、透析……進行を防ぐ対策を徹底解説。名医が疑問に答える決定版！

ISBN978-4-06-524112-7

名医が答える！
首・肩・腕の痛みとしびれ　治療大全

井須豊彦　監修
釧路労災病院脳神経外科部長・末梢神経外科センター長

首のしつこい痛み、腕までしびれるひどい肩こり、手先のしびれ……首・肩・腕の痛みとしびれの対策を徹底解説。名医が疑問に答える決定版！

ISBN978-4-06-524111-0

心臓弁膜症
よりよい選択をするための完全ガイド

加瀬川　均　監修
国際医療福祉大学三田病院心臓外科特任教授

患者数・手術数とも多いのに知られていない心臓弁膜症。放置すれば心房細動や心不全のおそれもある。病気のしくみから最新治療法まで徹底解説。

ISBN978-4-06-523502-7

口・のどのがん
舌がん、咽頭がん、喉頭がんの治し方

三谷浩樹　監修
がん研有明病院頭頸科部長

舌や声、飲み込みの違和感に要注意！　診断の流れからリハビリの進め方まで、ひと目でわかるイラスト図解。ベストな治療法を選ぶための完全ガイド。

ISBN978-4-06-520825-0

大動脈瘤と大動脈解離がよくわかる本

大木隆生　監修
東京慈恵会医科大学血管外科教授

高齢化にともない年々増加する大動脈瘤や大動脈解離。薬だけでは完治せず、破裂すれば命にかかわる。病気の基礎知識から、最新の治療法まで。

ISBN978-4-06-519028-9